JN098151

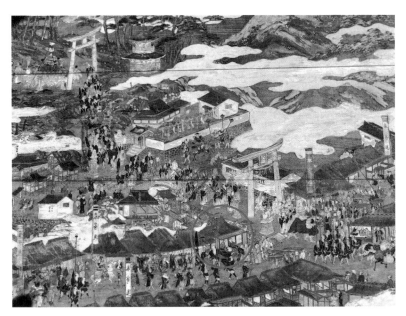

有形民俗文化財

1797（寛政9）年、花岡八幡宮へ奉納された絵馬
　（南陵朝倉光世作：183cm×384cm）
花岡は、朝鮮征伐の豊臣秀吉軍、江戸時代の大名行列、さらに幕末には
勤皇の志士たちが利用した山陽道に沿って栄えた門前宿場町である。
町の中心となる四つ角に描かれているのが、当時の中村家（円内）。

Japan Nutrition

臨床栄養学者

中村丁次が紐解くジャパン・ニュートリション

日本の栄養の過去・現在、さらに未来に向けて

神奈川県立保健福祉大学名誉学長
公益社団法人 日本栄養士会代表理事会長

中村 丁次

第一出版

はじめに

2019年は、年号が平成から令和へ移行し、日本の歴史上、大きな節目の年になった。皇位継承の儀式が皇室と政府を中心に行われ、私は、これらの儀式に参列することができた。平成31年2月24日 国立劇場での「天皇陛下御在位三十年記念式典」、令和元年10月22日 皇居で行われた「即位礼正殿の儀」、さらに11月14日から15日の「大嘗宮の儀」等に招待された。国家を形成する立法機関、行政機関、司法機関の関係者、それぞれの領域の代表者、芸能人、スポーツ選手、文化人、科学者等、顕著な活躍をして社会に貢献した人たちと一緒に参列することができた。

栄養が導入された明治維新から約150年、栄養学の研究、教育、実践が始まって約100年、このような節目の時に、国家に貢献した領域として「栄養」が認められたことに大きな意義を感じた。宮殿に初めて足を踏み入れ、玄関からの赤い絨毯を歩き、「豊明殿」の階段を一歩ずつ上がる瞬間は、誇らしく、身の引き締まる思いであった。

「栄養」は命の根源であり、栄養に関わる多くの人々は、保健、医療、福祉を支える重要な人材でありながら、社会から特別に脚光を浴びることなく、ただひたすらに国民の健康と幸福を願って歩んできた。この努力が報われたと思った瞬間でもあった。

「東京オリンピック・パラリンピック」が開催される年には「東京栄養サミット2020」が予定されている。栄養が、いよいよ表舞台に登場すべき時期が来た。この重要な時期に、「栄養」を正しく理解し、その意義、役割、使命、歴史、さらに未来への方向性を整理しておかなければならないと考えた。幸いにして、私は、約100年の歴史を持つ日本の栄養改善の後半部分に直接参画することができた。栄養の欠乏から脱却し、過剰問題へと変化し、さらに健康寿命の延伸へと激しく動いた「日本の栄養（Japan Nutrition）」の体現者の一人として、この本を書き残すことを決心した。この本により、多くの人々が栄養を理解し、その価値と面白さに気づき、栄養関係者が誇りと自信を持ち、これから学ぼうと思っている人には、勇気と元気がでる本にしたいと考え、書き続けた。ぜひ、読んで頂きたいと願っている。

発刊に当たり、厚生労働省の清野富久江栄養指導室長には貴重なご指摘の数々をいただいた。この場をお借りして深甚の謝意を申し上げる。さらに、聖マリアンナ医科大学、神奈川県立保健福祉大学、公益社団法人日本栄養士会の皆様、そして第一出版の栗田茂社長に心よりお礼を申し上げたい。

　令和2年7月

中　村　丁　次

改訂の序

　令和3年12月7〜8日、日本政府主催による「東京栄養サミット2021」が開催された。冒頭、岸田文雄内閣総理大臣は、日本が栄養関連の取り組みに今後3年間で3000億円以上の支援を行うこと、さらに、「栄養の力で、人々を健康に、幸せにする」(p.214)の一文を本書から引用し、この思いを世界に広げると述べた。栄養サミットでは、各国の政府、国際機関、産業界、学術団体、市民団体等のリーダーが発言し、栄養とユニバーサル・ヘルス・カバレッジ、安全で持続可能かつ健康的な食料システム、脆弱な状況下における栄養不良対策、データに基づく説明責任、加えて、資金調達の5つのテーマを中心に議論が行われた。最終的には、212のステークホルダーから支持された「東京栄養宣言」が発出された。これほど大規模に行われた栄養サミットは、今までにない。サミットの直前に、本書の英語版"Japan Nutrition"がSpringer-Nature社から、2022年に、中国版が北京大学出版社から、出版された。

　栄養サミットは、開催それ自体が目的ではなく、世界から栄養不良を撲滅するための出発点であり、日本はそのことを先導する役割を担うことになった。公益社団法人日本栄養士会は、「東京栄養サミット2021」のコミットメントを実行するために、2023年「Japan Nutrition Action」の旗を揚げ、1年間でインドネシア、タイ、イタリア、ラオス、中国、マラウイ、フランス、ベトナムを訪問し、講演会、会議、セミナー、研修会、ワークショップ等を実施した。今後、それぞれの国において、自国の栄養改善が積極的に進められるように、日本が多方面から支援する必要性を確認した。さらに多くの人々が本書を読まれることを切に願っている。

　令和6年2月

1章　栄養で病気を予防、治療する

1)「栄養相談室」の開設

「栄養相談室」の船出

　1976（昭和51）年4月、聖マリアンナ医科大学病院の外来診療部門の一角に「栄養相談室」の看板を掲げた。「成人病」が、「生活習慣病」という概念に変わりつつある頃であった。不適正な食習慣が原因で病気が起こるなら、その予防や治療は、まず、食習慣の改善だと考え、そのための「栄養相談室」を作ったのである。我が国では最初の試みであった。病院の管理者や医師が特別に理解してくれたわけではなく、当時、栄養部長を兼任されていた大塚副病院長が、私のわがままな意見を何となく聞き入れ、自分の部屋の一部を間借りさせてくれたのである。

　当時、日本人に増加しつつあった糖尿病、高血圧、動脈硬化等は、主として成人期に発症していたので「成人病」と言われていた。いわば加齢に伴い必然的に起こる病気だと考えられていたのである。しかし、研究が進むにつれて動脈硬化が起こりやすくなる要因として血糖、コレステロール、中性脂肪、さらに血圧の上昇が考えられ、これらを低下させることが重要な課題となった。これらを低下させる薬の開発が花盛りで、大学病院を受診する理由は、最新の薬をもらいに来ることだったのである。

　案の定、「栄養相談室」を開設したが、来室する患者さんはいなかった。たまに声がかかると「眼科はどこでしょうか？」と尋ねられた。「栄養相談室」は、今でいう、「総合案内室」と化していたのである。設置した場所が便利なところで、当時、病院内に「○○相談室」と書いてあったことが珍しかったので、何でも相談に乗ってくれると思われたようで

ある。その年の相談件数は、年間でたった24件であった。

　ある日、内科の医師が来室した。

　「いい部屋だね。君はここで何をしようとしているのかね？」

　確かに、副医院長室を半分だけ間借りした立派な部屋だった。虚勢を張らなければならないと思ったこともあり、私は「食事で病気を治そうと思っています」と、とっさに応えた。

　「君、食事で病気が治るなら、医者は苦労しないよ」

　笑いながら去っていった。私は、あの時の医師の言葉と顔は一生忘れることはない。今、考えてみると、この時が「栄養の力で、病気を予防、治療しよう」という旗を掲げ、その後、長い「栄養の旅路」を歩むことになる始まりだったのかもしれない。当時、このような旗は、医学や医療を知らない者の絵空事にしか思われなかった。糖尿病、高血圧、動脈硬化等の成人病が増加しつつあり、そのための新薬は次々に開発されていた。

　実に寂しい船出であった。しかし、それでも「栄養相談室」を訪ねてくれる患者さんはいた。来室したのは、いわゆる「○○健康法」や「××食事法」のマニアの人々で、ある特定の食品や食事法の信奉者のような方々である。高額な健康食品を買わされ、極端な食事法により栄養欠乏症を起こしていた人々もいた。私は、どのような信奉者でも、耳を傾け、しっかり話を聞く努力をした。このことで、逆に多くのことを学ぶことができたのである。

栄養相談の伸展

　開設して1年ぐらいすると親しくなった糖尿病や循環器疾患の医師たちから、栄養相談の依頼が少しずつ来るようになった。「栄養相談室」の閉鎖という最悪な事態にはならなかったのである。来室してくれた大切な患者さんなので、私も、一生懸命に対応し、一人の患者さんに1時間程度かけた。何としても食事療法で成果を挙げなければならなかったからである。毎日、その日に相談した「患者日記」を書き始めた。なぜ、

「患者さんは指導通りに守ってくれないのか？」「知識がないのか？　意識がないのか？　やる気がないのか？　食事療法そのものが間違っていたのか？」「逆になぜ、うまくいったのか？」毎日が反省と工夫の連続であった。医師は、治療方法として薬を処方できるが、私は、患者さんが私の話を信じて食事を改善してくれない限り、効果が出ないのである。私から出せる薬は、言葉であった。

　当時、我が国の栄養は、食料不足による栄養欠乏症からようやく脱却した頃で、栄養指導の目的は、一般的な栄養の知識、摂取する栄養素の調整、さらに適正な料理や献立の普及であった。個々に異なる病人に対して、個別の栄養相談をする教科書も参考書もなかった。それでも、成人病と栄養に関する研究が始まったばかりで、新たな知見は患者さんには新鮮で、医師も興味を示してくれた。しかし、この方法は同じ患者さんが何回も来室する動機にはならず、栄養相談は初回で終了することが多かった。欧米の栄養指導に関する書物やカウンセリングの本を読みあさり、暗中模索の中、自分なりに個々の患者さんに対応すべき栄養指導の方法を作り上げていった。

　幸いにして、努力の甲斐もあり、患者さんも増え始めた。何人かの医師から「栄養相談室に患者さんを回すと血糖や血圧のコントロールが良くなる」と言われるようになり、患者さん同士でも、うわさが立つようになった。

　忘れられない患者さんがいる。

　長年、糖尿病、高血圧、動脈硬化、慢性胃炎で通院し、たくさんの種類の薬を飲んでいた55歳の男性Kさんである。食事療法に取り組み始めると、治療効果が出始めて、薬の量が減少し、体調が良くなってきた。Kさんからの紹介だという患者さんが訪れるようになった。実は、Kさんは、お風呂屋さんのご主人で、番台に座り近所の人の健康相談に乗り、体型も知っていたので、「栄養相談室に行くといいよ」と勧めてくれたのであった。

　栄養相談室に来室する患者さんは徐々に増加していったが、まだ食事

療法はマイナーな存在であった。ある時、病院長に相談したことがある。「マスコミに積極的に出なさい」とアドバイスを受けた。今でいう広報活動である。幸いにして、当時から健康や食事へのマスコミの関心度が高かったこともあり、新聞・テレビ・雑誌の取材に積極的に応じるようにした。1983（昭和58）年、NHKが、東京慈恵会医科大学の池田義雄先生を中心に、正しいダイエットを普及するための番組を作成した（おはよう広場「再点検！あなたのダイエット作戦」）。中高年肥満者10人を集めて、私が定期的に栄養相談を行い、その後の患者さんの日常生活を半年間、ドキュメント風に追跡する内容であった。体重の減少を強いられた人々の日常生活が生々しく放映され、見ごたえのある番組になった。今、思えば、ダイエット体験番組の走りである。全ての参加者が減量に成功し、血糖、血圧、中性脂肪、コレステロール等の検査値が改善した。放映後の反響は大きく、栄養相談だけ受けたいという患者さんが現れるようになり、栄養相談は予約制になっていった。

　このような事例が参考になり、1978（昭和53）年、管理栄養士の栄養食事指導料が診療報酬の項目に、初めて認められた。当時、1時間近くかけて相談を行い、わずか5点（50円）であり、コーヒー代にもならないと言われた。森川元栄養士会会長が、武見太郎元医師会会長から「低額だが、まず穴をあけることが大切で、いずれは上がっていくから、我慢してくれ」と言われたと、励ましてくれた。令和2年現在、初回260点、2回目からは対面の場合200点、情報通信機器を使用する場合180点である。

2）栄養学を選んだ理由

高校時代

　私が、栄養に興味を持つきっかけになったのは、高校生の時だった。私は、山口県下松市の花岡というところで生まれ、高校生までその地で育った。花岡は、709（和銅2）年に豊後国（大分県）の「宇佐八幡宮」か

ら御神体を勧請して創建された「花岡八幡宮」を中心に発展した門前宿場町である。我が家は、約1300年前、御神体と一緒に転移したと聞かされ、気が遠くなるほどのただただ古い家である（写真1）。現在、この地は、国宝多宝塔を有する「閼伽井（あかい）」や最近「狐の嫁入り」という奇祭で有名になった「法静寺」があるが、子どもの頃からお宮やお寺が遊び場であった。

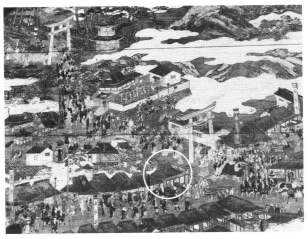

写真1　1797（寛政9）年当時の中村家（円内。拡大図は口絵参照）

　大学受験を控えていたある日、「法静寺」の住職から説法へのお誘いがあった。親戚に医師が多かったことから、なんとなく医学の道に行くつもりであったので参加した。その日の講師が九州大学医学部の心療内科の医師であり、そのとき初めて「予防医学」という言葉を聞いた。「病気を治療する医師は確かに崇高な職業だが、もっと偉いのは病気にならないような社会を作る医師です」私は、この言葉にしびれた。

大学時代

　病気にならない医学を学ぼうと決心し、1968（昭和43）年に徳島大学医学部栄養学科に入学した。この栄養学科は、医学部にある栄養学の研

究、教育機関として国際的にも有名で、臨床栄養学のメッカとも言われている。しかし、5期生の私が入学した開設当初は、無名の大学で、医師、薬剤師を第一志望として夢破れた者や家政学の栄養学科と勘違いして入った混合部隊で、何を学び、何を職業とするのか不明であった。同級生の中には板前を夢見て、国立の料理学校ができたのだと勘違いして入学した者もいた。医学部にいながら医師になるわけでもなく、調理師になるわけでもない。しかも、在学中、どの教員からも管理栄養士や栄養士という職業の意義や社会的役割を聞かされたことはなかった。

この栄養学科は、東京大学医学部長から徳島大学の学長に赴任した児玉桂三博士が、当時、家政学、農学を中心に研究されていた食物栄養学とは別に、医学を基盤にした栄養学を構築する目的で1962（昭和37）年4月に設立した。この頃は、食料不足による栄養欠乏症から解放され、食事の欧米化による弊害が起こり始めた頃で、時代の先駆けとなる改革であった。ところが、集まった教員は優秀な研究者ばかりで、学問的興味はあったが、栄養学の実践や専門職の教育、養成には興味はなかったようである。

卒業を控えて、病院で働きたいと教授に相談すると、「この大学は、そのような職業人を作るところではない」と一括された。確かに、講義の内容も、生理学、生化学、臨床医学を中心にカリキュラムが形成され、栄養学研究者の養成校であった。大学での教育、研究と栄養士の養成には大きな乖離があったのである。授業では生理学、解剖学、さらに難解な生化学の話を聞きながら、臨地実習では病院の厨房で、一日中、玉ねぎの皮むきとキャベツのせん切りをした。私は、山のように積まれたせん切りキャベツを見ながら、大学での教育、研究と実践現場の業務にあまりにも関連性がなく、この栄養学科の教育はどこか狂っているのではないかと思った。

今、考えてみるに、当時は、まだ栄養学自身が一つの学科を形成するほどの学問体系を持たず、社会的役割も不明確で、評価も低く、それぞれの教員は自分たちが育った専門領域から、栄養をただ眺めていたので

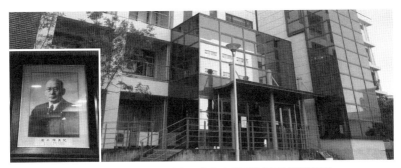

写真2　2020（令和2）年の徳島大学医学部医科栄養学科
（左は児玉桂三学長）

ある。いわば研究者が、それぞれ個別の視点から、総合的な体系化を目的としない議論を繰り返していた。「栄養」という概念が未成熟で、その知識や技術を社会に貢献させる価値や専門職としての業務の在り方は、議論の対象にならなかったのだと思う。学生たちの多くは、卒業後の姿がわからないままに教育を受けていたので、「俺たちはいったい何をする専門家、あるいは専門職なのだ？」、「栄養とは、いったいなんだ、What is the Nutrition?」と叫んでいた。

　なお、現在の徳島大学医学部は、2014（平成26）年に、従来の栄養学科を「医科栄養学科」に改組し、栄養学の基礎的研究、教育を担う研究者・教育者を養成すると同時に、臨床領域で医師と連携して活躍できる管理栄養士の養成を目指す、新たな道を歩み始めている（写真2）。

3）栄養素の欠乏実験

たった一つ栄養素が欠乏しても死んでいく

　大学の4年生になり卒業論文を作り始めた。ゼミは、佐藤登志郎教授（当時）に憧れて「実践栄養学教室」に入った。佐藤教授は、北里柴三郎のお孫さんで、我が国に初めて医学統計学を導入した。頭脳明晰で、国際的研究をされた方であり、後に、長きにわたり北里大学の理事長を務

められた。授業では、栄養統計学を受けたがほとんど何のことかわからなかった。研究室に入ったのであるが、佐藤教授は海外出張が多く、指導を受ける機会は少なかった。鮮明に覚えていることは、保健所に実験用の犬を取りに行き、その解剖実験を手伝ったことぐらいである。したがって、卒論は岡田美津子助教授(当時)の指導を受けて、ビタミンB_6欠乏の研究テーマに取り掛かっていた。

　ビタミンB_6を欠乏させた餌をラットに与えて飼育し、定期的に解剖をした。このビタミンを欠乏させると、ラットは脂肪肝を起こし、脂性の皮膚になり、徐々にやせ始め、最後は死んでいった。ビタミンB_6というアミノ酸の転移酵素に関係する成分が、なぜ脂質代謝異常に関係するのか?　体脂肪が全体に減少するのに、なぜ肝臓に蓄積するのか?　その謎を解くことがテーマであった。ある医師から、「このようなきれいな脂肪肝をビタミンB_6の欠乏だけで作ることができるのか」と質問された。健康なネズミを病気にするのは簡単ではなく、何か毒物を与えるか、大量のお酒でも飲ませないと脂肪肝を作ることができないと言われていたからである。

　「たった一つの栄養素、しかも、あまりメジャーでもないビタミンを欠乏させただけで、病気になり、最後は死んでいく」

　私は、薄暗い動物室の中で、やせこけて私の手の中で動かなくなったラットを目の前にして、「これは大変なことを知ってしまった。このことは、多くの人々に知らせなければならない」と感じた。

　当時、戦後の栄養不足状態は、経済の発展、食事の欧米化、食品流通の改善などで解決されつつあったために、栄養問題は、経済さえ発展し、栄養価の高い食事をするようになれば簡単に解決できるという風潮が強かった。ある日、卒業生が実験室にやってきて、何の研究をしているのかと聞かれたので、「ビートルズが好きなので、ビーロク、つまり、ビタミンB_6の研究をしています」と、だじゃれを入れながら答えた。すると「そんなことを研究しても、栄養を考えながら食べる人間なんかいないぞ」と笑われた。栄養学の研究と実践には大きな解離があり、栄養

学研究は刺し身の褄（つま）のようなもので、単に社会のお飾りの研究だと思われていたのである。つまり、一般には栄養学の研究をしなくても、経済が豊かになれば栄養不良なんて解決されると考えられていた。

運命の出会いと就職

　4年生の夏休みに、兄貴の勧めで上京し、新宿・歌舞伎町の片隅にあった小さなすし屋（花寿司）で、人生を変える一人の人物と出会った。その人は、西武新宿駅の前にある「新宿医院」の新居裕久医院長である。我が国で最初に「医食同源」を叫んだ人であり、鍋を持ち調理をしながら講演をしていた医師である。テレビや雑誌、新聞で注目され、植物油を使った高脂肪・高たんぱく質食による「新居式ダイエット」を提唱していた。初対面であったが、栄養、健康、食品や料理に話がはずみ「これからの医療は、薬ではなく食事だ」と意見が一致した。

　1972（昭和47）年、卒業後、上京して新居先生のカバン持ちをすることになった。「君は臨床が解らないから私が教え、私は栄養が解らないから私に教えてほしい」と言われた。私は、新居先生の講演会や書物の資料集めや準備、さらに原稿や講演のチェックをした。四谷駅前にある慶應義塾大学医学部の図書館にはよく通った。最先端の栄養学研究や栄養学の歴史を調べるのが面白くなり、あれこれと考えることもでき、図書館で過ごす時間はまさに至福のときであった。

　新宿医院は、歌舞伎町のど真ん中にあり、午後3時から夜8時までが診療時間だったので、その間は診療を観察し、患者さんへの対応、臨床検査の見方等の指導を受けた。いわゆる臨床のインターンを3年間受けたのである。肥満ややせ、さらに成人病の患者さんには栄養相談を行った。当時は、医療の中で個人を対象とした栄養相談を行った前例がなかったので、まさに暗中模索であった。相談の進め方、質問の仕方、カルテの記載方法等、自分で開発すべき事項が山ほどあり、機会があればいろいろな病院を見学して歩いた。カルテの記載で参考になったのは、精神科での診療記録であった。医師と患者さんとの会話のやり取りがその

まま記載されていたのには驚いたと共に、管理栄養士と患者さんとの会話のやり取りが、患者さんの把握や指導方針を作るのに重要であることを知った。日本一の繁華街で、多種多様な人々が生活する坩堝のような歌舞伎町のど真ん中で過ごした3年間は、人間を理解することの困難さと面白さを知ることができた一幕でもあった。

4）赤坂四川飯店での修業と国立栄養研究所での手伝い

中国料理の修業

　ある日、新居先生から提案があった。日本に麻婆豆腐を紹介し、NHKの「今日の料理」に出演していた陳建民さんが経営していた「赤坂四川飯店」で料理の修業をすることである。いわゆる陳建民の弟子になれと言うのである。この店は、全国の四川飯店で働く料理人たちの修業場であり、各地から有能な若者が集まり、安い給料ながら頑張れば、3年間で本格的な四川料理全体を修得でき、修了後は全国の四川飯店の店長になれるシステムであった。私は無給という条件で、6か月で皿洗い、鍋洗い、下ごしらえ、まな板、下味、加熱調理、盛り付けのサイクルを経験させてもらった。店の仕事が夜10時頃まで続くので、先輩から教えてもらうのは夜中になり、座敷の間に寝泊まりする日々が続いた。一緒に働いた仲間とは、良き友達になれ、私のような変わり者を受け入れてくれ、深夜まで教えてくれた。しかし、実は、私が陳建民さんから直接教えてもらったのは、たけのこの皮の剥き方だけであった。廊下の隅でたけのこの皮を剥いていたら「君、たけのこの皮、このように剥くあるよ」と直接、教えてもらった。一緒に仕事をしていた調理場の仲間から「お前は、料理の筋がいいので料理人になった方がいい」と勧められた。後日、新居先生に相談したところ、「料理人になることが君の目的ではない」と一喝された。料理人の道は諦めたが、当時の仲間とはその後も親しくさせていただいている。

　人は栄養素を食べているのではなく、食品を調理したものを食べてい

るので、食品や料理は必ず勉強しなければならないと思っていた。な
ぜ、中華を選んだかと言うと、中華料理は、食品の選択、調理法、さらに
人体との関係が「陰陽五行説」という原則から成り立っている。栄養
学も栄養素が5つの種類に分類されることから、何らかの共通性がある
のではないかと考えていたからである。しばらく、漢方や薬膳を勉強し
たが、食品と人体の成分を要素還元論に基づき発展させた栄養学と、自
然現象の観察や体験で分類された東洋医学には、大きな隔たりがあり、
結局、明快な関係性は見出されなかった。

国立栄養研究所での手伝い

　新宿医院で学んだもう一つのメリットは、国立栄養研究所(現 国立研
究開発法人医薬基盤・研究・栄養研究所)が近所にあり、そこに出入りで
きたことである。当時、初めて栄養と運動との関連性を研究していた鈴
木慎次郎部長(当時)の研究を手伝った。その当時、ヒトを対象とした肥
満の基礎研究は少なく、食事と運動との関係は重要な課題であった。運
動を付加したうえでの高たんぱく質食が減量効果を高め、減食による栄
養不良を緩和し、リバウンドを防ぐ有効な方法であることを証明すべく
研究を手伝った。4人の被験者に対して栄養管理、献立作成、料理を私
一人が行うことになり、毎日の献立を考え、研究所の近所に買い物に出
かけ、食事の準備と実験の手伝いもした。この経験により、栄養に関す
るヒトの介入研究の困難さを、身をもって知ることになった。国立栄養
研究所に出入りするようになり、研究所の多くの先生方と親しく付き合
うことができ、その後の人間関係を広めるのに大いに役に立った。

5) 栄養学を学んで、よかった

　1975(昭和50)年、聖マリアンナ医科大学病院からお声がかかった。
最勝寺重芳部長(当時)から、病院栄養部の改革を一緒にしないかと誘わ
れたのである。この病院では食事療法と病院給食の改革、栄養相談の創

設に努力し、2003（平成15）年、神奈川県立保健福祉大学に転職した。

　臨床現場を離れて教育現場に移って8年が経過した年の夏、私は思わ
ぬ経験をした。横須賀市の勤労福祉会館で講演をした際、終了後、面会
を希望される女性が楽屋を訪ねて来られたのである。

　「ようやく、中村先生にお会いできました。実は、私の主人が25年前
に聖マリアンナ医科大学病院の栄養相談室でお世話になりました。主人
は、胃がんの手術後、早く体力を回復させるために、栄養をつけなけれ
ばならないと思い、食べようとするのですが、思うように食べられなか
ったのです。味覚が変わり、食欲はなく、胃を摘出しているので一度に
たくさん食べられず、食事づくりが大変で、夫婦ともに苦労しました。
その時、中村先生に助けていただきました」

　ご主人は、3年前に亡くなられたそうであるが、栄養相談に行き、私
に会うのをいつも楽しみにされていたという。

　「主人は、死ぬ前に、必ずお礼に行ってくれと遺言を残しました。これ
で、私も安心して主人の所に行くことができます」

　ご婦人は、私に宝物のような言葉を残されて退室された。約40年前、
母校の薄暗い動物室で、栄養の重要性に気づき、このことを多くの人々
に教えなければならないと思った若者の青臭い夢が、ようやく報われた
と感じた瞬間であった。

2章　栄養の誕生と学問的体系化

1）「栄養がある」は間違い

　細谷憲政東京大学名誉教授は、「生体が物質を体外から取り入れて利用し、成長・発育して生命を維持し、健全な生活活動を営むことを栄養（nutrition）」と言い、「取り入れる物質を栄養素（nutrient）」と定義している。つまり、栄養とは、私たちの身体が食べ物を取り入れ、それを処理する状態のことである。

　しかし、一般には、栄養と栄養素の違いがわからないまま混乱して使われている。例えば、「ほうれん草に栄養がある」とよく言われるが、この表現は正しくない。ほうれん草に多く含まれているのはビタミンやミネラルという特定の栄養素であり、栄養という状態を言っているのではないからだ。

栄養価は人による

　正確に言えば、「ほうれん草にはビタミン、ミネラルが多く含まれているので、これらが不足する傾向にある人には、栄養価が高い食品である」ということになる。忘れてならないことは、ほうれん草の栄養価が高いか否かは、含有される栄養素の種類と量と同時に、摂取する人間側の栄養状態によっても異なるのである。日頃から、ビタミンやミネラルの摂取量が少ない人には、ほうれん草は、価値ある食品であるが、十分摂取している人には特別に価値ある食品にはならない。その人が、本来小食でやせていれば、ほうれん草より、ご飯や油の方がエネルギー供給には優れているので、これらの方が栄養価は高い食品となる。つまり、ほうれん草が、全ての人にとって価値ある食品とは言えない。

健康によい食品とは

　戦前・戦後、食料不足が原因で、多くの人々が栄養不足にあった。この時は、エネルギーや各種栄養素を含み、消化・吸収がよい食品は、栄養価が高く優れた食品と評価された。こんにゃく、きのこ、たけのこ等は、栄養素の含有量が少なく、含有される炭水化物も、消化酵素がない食物繊維なので栄養価は低く、価値ある食品とは言われなかった。ところが、肥満やメタボリックシンドロームが一般化して摂取エネルギーの過剰が問題になってくると、エネルギー含有量が少なく、消化・吸収がよくない食品の方が価値ある食品と評価されるようになったのである。

　このことは、個人においても同じである。私は、よく「○○食品は、健康によいのですか？」と聞かれることがある。このような質問に対しては、私は、「効く人には効きます」と答えている。これは、不真面目や冗談なのではなく、本心なのである。つまり、ある食品の成分が、その人の現在の健康状態や栄養状態を改善することに有効であれば、「効く」と言える。しかし、そうでなければ「ネコに小判」なのである。

　健康状態や栄養状態の改善とは、健康を維持、増進し、疾病や栄養のリスクから遠ざけることができるように、エネルギー及び栄養素を調整することである。例えば、肥満で血糖や中性脂肪が気になる人は、低エネルギー・低脂肪、低糖質の食品を選択することに意味があるが、やせて低血糖傾向にある人には、これらの食品は意味がないどころか、不健康な食品となる。

　健康な食事を形成する正しい食品の選択とは、万人に有効な「健康食品」や「不老長寿食品」を探すのではなく、自分の健康・栄養の状態を改善してくれるのに有効か否かが判断の基準になる。

2）人間の栄養状態

　適正な食品やサプリメントの選択には、第一に、利用する側の栄養状態を評価、判定することが必要である。そこで、「栄養の状態とは何か」

を考えてみる。

　人体の構成成分は、絶え間なく、古くなったものは分解して新しく合成されたものと入れ替わる。一部、分解されて再利用されるものがあるが、最終的には尿や皮膚から排泄される。この排泄と摂取は、一定の範囲で平衡状態が維持されているが、何かの原因で摂取量が少なくなり、運動や病気により栄養素の必要量が増大して、排泄量が摂取量を上回れば栄養素の不足状態が起こる。不足程度が著しく長期間であれば、代謝の恒常性が維持できなくなり栄養欠乏症に至り病気になる。このような変化は、最初に細胞内で生化学的変化が起こり、長期になれば生理的変化が起こり、さらに続けば組織、臓器に変化が起こり、最終的には形態的な変化が起こる。このような、栄養状態の変化を総合的に評価することを栄養アセスメントという。

栄養の欠乏症と過剰症

　人体の栄養状態は、低栄養でも過剰栄養でもない適正状態を中心に欠乏状態と過剰状態に大別でき、さらに前者は欠乏症と潜在性の欠乏状態に、後者は、過剰症と潜在性の過剰状態に分けられる（図2-1）。

図2-1　人体の栄養状態

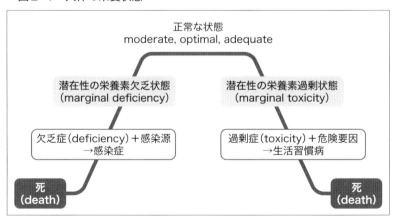

資料）細谷憲政. 人間栄養とレギュラトリーサイエンス, 第一出版, 2010

栄養欠乏症は、栄養素の著しい欠乏状態が長期に及び心身の異常が出現し、脚気、夜盲症、壊血病、くる病のような疾病状態である。治療には、食事の改善と各種の栄養剤が必要になる。潜在性の欠乏状態は、栄養素が十分補給されている健康状態と欠乏症の境界領域にあり、各種の臨床検査値が欠乏症と診断されるほど異常値にはないが、栄養素摂取量が不足し、栄養素の体内貯蔵量や代謝能力が低下し、各種の不定愁訴が出現しやすくなっている状態である。生体には自然治癒力が存在するので、日常の食事の改善やサプリメントによる栄養補給で不足状態が改善できる。

　栄養過剰症は、特定の食品やサプリメントの大量摂取により、栄養素の過剰摂取が長期に及び心身の異常が出現した中毒症の状態である。また、栄養素の過剰状態に遺伝素因が関与して肥満症、糖尿病、脂質異常症、高血圧症、高尿酸血症、動脈硬化等の非感染性疾患、いわゆる生活習慣病が発症している状態である。潜在性の過剰状態は、各種の臨床検査値が病気と診断されるほどの異常値にないが、栄養素摂取量が過剰で、肥満により体脂肪量が増大し、エネルギー及び栄養素の代謝が変化し、生活習慣病が誘発しやすい状態である。体脂肪、血糖、血中脂質、血圧等が標準値以上であるが肥満症、糖尿病、脂質異常症、高血圧症等の病気の診断がされるまでには至らない状態である。メタボリックシンドロームがこの状態に該当する。

3) 栄養の誕生

　古今東西、食事と健康や疾病との関係は数多く論じられてきた。健康法、養生法、さらに病気の予防や治療の方法として、様々な食事法が提案されている。これらの食事法の多くは、人間の体験や経験、さらに自然の観察によって得られた法則に基づき作り上げられている。そのために、摂取した食物に含有される特定の成分が吸収され、それらが生命の営みに関係しているという発想はなかった。しかし、栄養学は、生理学、

生化学を発展させて生物の生命、成長を営む成分を食物の中に見出し、食物と生命との普遍的関係を明らかにした。私は、栄養学こそが、生命の営みを科学的に明らかにしたことから、生命科学の根幹をなす学問だと思っている。では、いったい誰が、「栄養」という概念を誕生させたのだろうか？　つまり、最初に「栄養」を思いついた人物である。この答えを見つけるには、まず、科学の歴史を簡単に紐解く必要がある。

栄養と生命科学

　そもそも、人間が世の中の現象を深く考えるようになったのは、ギリシャ時代からである。当時、いわゆる知識人と言われた人たちは、「人間とは何か？」という哲学的課題を議論していた。しかし、人間にはいろいろな側面があるので、何度議論しても、議論のための議論で終始し、このことが人類の進歩には直接結びつかなかった。つまり、哲学的議論ができることが知識人として評価されていたのである。

　17世紀初頭、急速に学問が進歩する時代がヨーロッパに訪れる。その時代に育ったフランス人のデカルト（René Descartes、1596 〜 1650年）は、近代哲学及び合理主義哲学の祖とされた。彼は、人間を人体と心に分離させて、人体は客観性を追求する自然科学の対象とし、心は心理学、文学、芸術の対象として科学から引き離したのである。彼こそが人間機械論を提唱し、生命を、物質の変化で解釈する生命科学の基盤を作ったと言える。生命科学は、普遍性が重要視されて、心や感情の課題が排除されることになり、解剖学、生理学さらに生化学や分子生物学へと進歩していった。そして、栄養学は、このような生命科学の一部として発展したのである。

　栄養学が生命科学の中で、独立した学問体系を作る起点となったのは、燃焼とエネルギー代謝の発見ではないかと考えている。人間は古くから、物が燃える現象に異常な関心を持っていた。物が燃焼すると世の中を明るくする光と、体を温めてくれる熱が発生し、人間の生活を豊かにしてくれたからである。しかも、どのような動物も火を恐怖とし、遠

ざけたのに対して、人間のみが火を作り、活用することにより文明を発展させた。

栄養の祖

17世紀頃までは、物が燃えるとフロギストンという燃える素（燃素）が放出され、その作用で光や熱が生まれていたと信じられていた。18世紀の後半、フランスの科学者ラボアジェ（Antoine Lavoisier）（イラスト1）は、燃焼は金属が酸素と反応している現象だとし、動物の呼吸と物の燃焼は同じであると考えた。生体は、食物を摂取して酸素を消費し、炭酸ガスを発生し、その量は発生熱に比例することを証明し、エネルギー代謝量が食物摂取や労作により増大することを見出したのである。私は、彼こそが、人間は食物から生命のエネルギーを獲得していることを証明したことから、栄養の扉を開いた「栄養の祖」だと考えている。しかし、彼は生理学の一部として呼吸を研究していただけで、栄養学を独立した学問と考えていたのではないという意見もある。

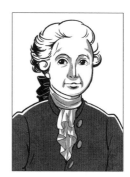

イラスト1
アントワーヌ・ラボアジェ

4）栄養学の体系化

熱量の研究

1866年、ドイツのフォイト（Karl von Voit）は大型熱量計を作り、ヒトのエネルギー消費量を直接測定し、彼の門下のルブナー（Max Rubner）は、1883年にエネルギー代謝量が体表面積に比例することを報告した。ルブナーは、1902年、炭水化物、脂肪、たんぱく質による生理的燃焼量を算定してエネルギー消費量を算出する基礎を築いたことから、彼を「栄養の祖」と考える人もいる。1965年にアメリカ人のア

トウォーター（Wilbur Atwater）は、この数値を整理して食品に含まれる栄養素の熱量を、1gにつき炭水化物が4kcal、脂質が9kcal、たんぱく質が4kcalとした。この数値は「アトウォーター係数」と言われ、栄養学の中で最も重要な係数だと考えられている。当時、彼の研究は、全米栄養学会が国の威信をかけて進めた一大事業であり、今でも、全米栄養学会で「アトウォーター賞」は、最も権威ある賞である。この係数は、三本指でつかんだたった1gの砂糖を舐めると、体内で4kcalの生理的エネルギーが発生するということを示している。4kcalの熱量とは、4Lの温度を1℃上げることができるエネルギー量であり、人体が栄養素から効率的にエネルギーを産生し、大量のエネルギーを使って生命を維持していることがわかる。

糖質の研究

　19世紀には、糖質の消化が解明されて各種の消化酵素が発見された。20世紀の初頭には、吸収された糖質の代謝研究が始まり、1937年には、糖質が解糖されて炭酸ガスと水へと酸化されてエネルギーを産生するTCAサイクルがクレブス（Hans Krebs、ドイツ）により発見された。

脂質の研究

　脂質が酸化されてエネルギー源になることは20世紀になり解明され、その後、リービッヒ（Justus von Liebig、ドイツ）らは、他の栄養素から脂肪が合成されることを発見した。さらに、脂質は、単なるエネルギー源だけではなく、成長、生殖、さらに皮膚等の生理作用に関与する必須脂肪酸を含有することもわかってきた。

たんぱく質の研究

　19世紀になりたんぱく質の本格的研究が始まり、たんぱく質の栄養価が食品中に含有される窒素量に関係することがわかった。20世紀になりたんぱく質がアミノ酸から構成されていることが確認され、たんぱ

く質の質がそのアミノ酸構成により決定することも明らかにされた。その後、体内で合成されない必須（不可欠）アミノ酸と合成される非必須（可欠）アミノ酸の分類、アミノ酸の必要量、アミノ酸バランス、さらに各種たんぱく質やアミノ酸の生理作用への研究へと発展した。

ビタミンの研究

19世紀後半には、糖質、脂質、たんぱく質のエネルギー産生栄養素だけでは動物が完全に育たないことがわかり、副栄養素の存在が推測されていた。例えば、我が国では、白米を過食する習慣を有する人々が神経症状を伴う難病に悩まされ、日清・日露戦争では、多くの兵士がこの病気で死亡した。後に、この病気はビタミンB_1の欠乏による脚気であったことがわかり、副栄養素の存在が明らかになるきっかけになった。陸軍では、脚気は感染症だと考え、衛生管理を徹底したが、食事の改善を行わなかったために患者を減少させることはできず、脚気による死亡者は戦死者の4倍にもなった。一方、海軍は、欧米には脚気患者が見られないことから、早いうちに白米を中心とした食事から肉食を中心とした洋食に切り替えることにより、脚気を予防していたのである。

1890年、エイクマン（Christiaan Eijkman、オランダ）は、脚気症状を示す鶏の飼料に米ぬかを添加するとその症状が治ることを発見し、1912年、フンク（Casimir Funk、ポーランド）は、米ぬかの有効成分の結晶化に成功し、それがアミンの性質を有していたことから生命のアミン、つまり「vitamin：ビタミン」と命名した。日本でも鈴木梅太郎が、脚気予防に有効な成分を米ぬかから単離、結晶化し、脚気がビタミンB_1欠乏症であることを明らかにした。もし、この時、鈴木梅太郎がノーベル賞を受賞していれば、日本人最初の受賞者は栄養学者になっていた（イラスト2）。

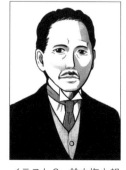

イラスト2　鈴木梅太郎

ヨーロッパでも、栄養に関する大きな事故と発見があった。16世紀になると大航海時代を迎え、国々の権力者は、進歩した航海術を生かして未知なる世界の征服を目指した。しかし、航海が長期に及ぶと、船員の約半数に出血が始まり、歯が抜け、傷口が開き、黄疸が起こり、手足が効かなくなる難病で死亡した。16世紀から18世紀の間に約200万人もの船員がこの病気で死んだ。

　1747年、英国のクック船長（James Cook）は、リンド医師（James Lind）の助言に従い、当時、地方の民間療法だった柑橘類を船員に与え、この病気を完治させた。この難病は、新鮮な野菜や果物の摂取不足によるビタミンC欠乏症である壊血病だったのである。つまり、この当時、アジアではビタミンB₁不足、ヨーロッパではビタミンC不足に悩まされていたことになる。

ミネラルの研究

　18世紀には、血液に鉄が含有されることがわかり、骨もカルシウムやリンから構成されていることがわかってきた。20世紀に入り、甲状腺腫がヨウ素欠乏で起こることが解明されてきたように、各種ミネラル欠乏症が発見され、ミネラルの生理作用や食品での含有量が明らかになってきた。その後、多くのビタミンやミネラルが発見され、その生理作用や食品における含有量が明らかにされてきたのである。

　このように栄養学の発展の歴史をみると、まず、生命のエネルギーを産生する栄養素が発見され、その後、人体を構成し、生命活動を営む栄養素が見つかり、現在の五大栄養素の枠組み（flamework）が出来上がっていった。一方、これらを含有する食品の特徴や合理的な摂取方法、さらに栄養素の欠乏症や過剰症が発見され、飲食物と健康や病気との関係が科学的に解釈できるようになり、栄養学は学問的体系化を整えていった。

5) 人体の構成と栄養

栄養学は、人体と食物との関係を科学的に解明した学問であることから、最初に人体の側から栄養を考えてみる。

人体の構成

人体は、細胞、組織、臓器により構成され、これらが相互に作用しながら円滑に働くことにより、生命は維持されている。これらの構成や代謝の成分になっているのが栄養素であり、人体の16.4%はたんぱく質、15.3%は脂質、5.7%はミネラル、糖質は1%以下、その他は水分によって成り立ち、これらを補給するために食事から必要な栄養素を摂取していることになる（図2-2）。一方、日常の食事の構成比率は、エネルギー比で炭水化物が57.7%、脂質が26.3%、たんぱく質が16.0%であり、最も摂取量の多い炭水化物は、大部分がエネルギー源として消費されるので、生体の構成成分としての割合は最小になる。

図2-2 人体と食物の構成

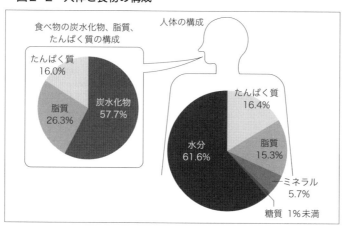

栄養成分の体内変化

つまり、人体は食物と同じように栄養素で構成されているが、食物の栄養成分がそのまま生体で利用されているわけではない。消化・吸収された栄養素は、主として肝臓内で、その人に適する新たな栄養素に転換され、貯蔵され、各臓器や組織の必要性に応じて全身に放出、循環されながら補給される。例えば、牛の筋肉であるビーフステーキを食べても、摂取したたんぱく質が、そのまま人の筋肉を構成するたんぱく質になるわけではない。ビーフステーキのたんぱく質は消化酵素により消化されてアミノ酸やペプチドの形になって吸収され、人体を構成しているたんぱく質から分解されたアミノ酸と一緒になり、その人に必要なたんぱく質の合成に利用される。その合成の際に用いられる設計図が両親から受け継いだ遺伝子であり、その情報を基にその人に適したたんぱく質が製造されることになる。牛肉のたんぱく質が、そのまま利用されるとしたら、ビーフステーキを食べる欧米人の筋肉は、牛と同じ筋肉になるが、そのようにはならず、両親に似た筋肉になる。つまり、摂取する食品に含まれるたんぱく質には、その種の特異性があるが、アミノ酸には牛肉も、牛乳も、人体も特異性はなくなり、それらを素材として、その人特有のたんぱく質を作り、個性豊かな人体が出来上がるのである。

6) 栄養学と生化学

近年の分子生物学の発展は、細胞や遺伝子のレベルで、栄養素の代謝や作用を明らかにしてきている。例えば、細胞の中には細胞質と核があり、細胞質にはミトコンドリア、リゾソーム、小胞体、ゴルジ装置等が含まれる。ミトコンドリアは、エネルギー保有成分であるATPを産生し、リゾソームではたんぱく質を生み出し、小胞体では物質を運搬し、ゴルジ装置は、リボソームが作ったたんぱく質を包んで細胞外に運び出す役割を持っている（図2-3）。このように細胞レベルで栄養素の合成、分解、代謝が理解されるようになった。

図2-3　細胞の構造

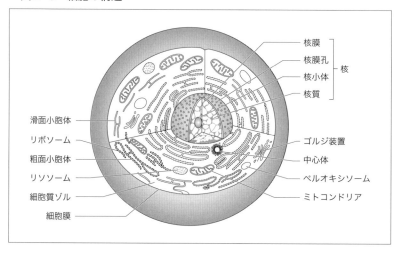

栄養学と生化学の相反

　細胞と遺伝子、さらに栄養との関係を考えてみる。従来、栄養学と生化学は、仲の良いハネムーン状態であり、栄養学の基礎研究を先導したのは生化学者であった。栄養学の発展に伴い、臓器を対象とした栄養素の生理学的研究から、動物を使用した代謝レベルの研究が活発になり、その研究方法として生化学が発展した。1953年、ワトソン（James Watson）とクリック（Francis Crick）によるDNAの二重らせん構造が解明されて以降、生化学研究では人体の内的要因となるゲノム研究が中心になり、外的要因である栄養とは、方向性が合わなくなってきた。基礎栄養学の研究は、生化学研究のマイナーな一部として扱われるようになったのである。この頃は、世界大戦による食料不足が引き起こした栄養欠乏症がもはや解決され、栄養学独自の研究目標が希薄になったこともあり、我が国の大学の研究室からも「栄養学研究室」の看板が消えていった。医師を育てる医学教育の中からも栄養学はなくなり、栄養学研究者も生化学者と名乗るようになり、栄養学は輝きを失っていった。

　ところが、21世紀を前にDNAの塩基配列とは関係なく、遺伝子の働

きを決める仕組みが存在することが明らかになった。その情報の集まりをエピゲノムという。つまり、人の個性や病気は、単にDNAの内容だけで決まるのではなく、エピゲノムという仕組みが関係していることがわかってきたのである。細胞内の核の中には両親から受け継いだ46本の染色体が収納され、染色体はデオキシリボ核酸（DNA）が鎖状に連結した二重らせん構造から成り立っている。DNAは、アデニン：A、グアニン：G、シトシン：C、チミン：Tの4塩基がルールに従って対になり、遺伝情報を形成し、DNAに組み込まれた遺伝子情報が生理機能のために読み取られることを遺伝子発現という。遺伝子発現は、DNAの情報がメッセンジャーRNAにコピーされ、その情報に従ってリボソームの中でアミノ酸が組み合わされて必要なたんぱく質が合成されていく手順で起こる。つまり、両親からの遺伝情報は、DNA→mRNA→たんぱく質の合成と伝達されて、両親に似たその人固有の体になっていくのである（図2-4）。

　ところが、全身の約37兆個の細胞には、ほぼ同じように遺伝子が含まれているが、それぞれが固有の臓器に発展し、足になる細胞も、皮膚になる細胞も出てくる。それは、DNA中の遺伝子の作用をONにしたり、OFFに切り替える装置があるからで、この本体は、DNAが巻き付いているヒストンたんぱく質に結合する様々な化学修飾（メチル化やアセチル化）によりコントロールされていることがわかってきた。例えば、人体をつくる細胞には全て同じゲノムが入っているのに、種々の種類の細胞になれる。また、一卵性双子は同じゲノムを持つが、外見は似ていても全く同じではなく、異なった環境で育つと体型は異なり、発症する病気も寿命も異なる。つまり、このような人間の個性や健康状態は、ゲノムの遺伝情報だけではなくエピゲノムの違いで決まることが明らかとなった。そして、過食、栄養素摂取の偏り、ストレスが加わると、この調節機能に変化や異常が発生して、たんぱく質の生産や機能に違いが生じ、健康が維持できなくなり、結果的に病気を引き起こすことになることがわかってきた。

図2-4　遺伝の仕組み

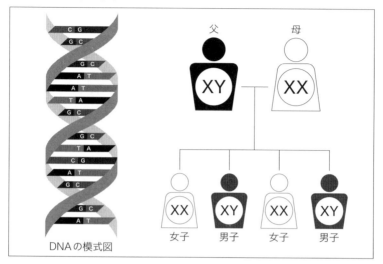

DNAの模式図

栄養学と生化学の連携

　人体の外環境との関係を研究する栄養学と、主として細胞内の仕組み
を研究する生化学が、再び連携を強めつつある。遺伝子を個々人で比較
すると塩基配列が異なる場合があり、その変化が人口の1％以上の頻度
で存在する場合を遺伝子多型という。このような遺伝子多型を有する人
に不適切な食習慣が加われば、病気が発症しやすくなることがわかって
きた。したがって、遺伝子診断により、個人が発病しやすい体質を知る
ことができるので、その人は、遺伝子発現が起きないように早期から食
習慣の改善に取り組めば、より確実に予防できるようになる。例えば、
糖尿病の遺伝子多型があれば、インスリンの分泌機能や感受性が低下
し、同じように太っても糖尿病になりやすいことになるので、減量によ
り、ウエイトコントロールすることが重要で、実施すればより確実に糖
尿病の発症を予防することができるようになる。栄養素や食事は、生体
を構成する素材としての役割を果たすと同時に、生体の設計図となる遺
伝子の作用にも影響を及ぼしていることがわかってきた。

7）栄養学の進歩と人間の食事

　栄養学は、ラボアジェがその扉を開いてから約200年。この間、著しい進歩を遂げた。医療においては、管を用いて血液に直接栄養素を補給する「中心静脈栄養法」が進歩し、クローン病等で消化器官の機能を失った患者さんの命を救うことができるようになった。つまり、人間は、食事をしなくても、栄養素を体内に直接投与することで生きていける方法を手に入れた。輸液には人間が知り得た栄養素しか配合できないので、この栄養補給法だけで生きていけることが確実になれば、人類は、命の素である全ての栄養素を明らかにしたということになる。

　このように結論づければ、ヒトは、必要な全ての栄養素を錠剤にして毎日、サプリメントとして飲めば生きていけることになる。私たちは、煩わしい買い物や料理から解放され、農業すらも不必要になる。食料危機、飢餓、栄養不良から人間は解放される。私も栄養学に興味を持ち始めた頃、朝起きたら、数錠のサプリメントを口にポイと放り込めば、面倒な食事をしなくてもOKという社会ができればと夢をみていた。

完全栄養食品の開発

　実は、この夢を実現させた人たちがいる。それは、人類が最初に月面に着陸したアポロ計画に参加した栄養学者たちである。

　1970年、アポロ13号に搭乗した3人の宇宙飛行士たちは、月面に到着して2週間で地球に帰還した。この時食べたのが、それだけ食べれば生きていける「宇宙食」（写真3）であり、便も出ない完全栄養食品である。当時、研究を進めたアメリカの栄養学者は世界中から絶賛され、アメリカ栄養学の勝利だと報道された。私も、「先に、やられてしまったか」と悔しく思ったことを覚えている。

　しかし、この宇宙食の開発は、その後、挫折する。理由は、宇宙飛行士たちが「練り歯磨きのチューブに入ったようなものを毎食食べさせられたのでは、食事がストレスになり作業に支障を来す」と訴えたからで

ある。

人類がすべての栄養素を発見し尽くしたか否かは別問題として、全ての栄養素だけを管で補給したり、飲んだりすることと、自然が育んだ食物を調理した食事とには、大きな隔たりがある。それは、食事には栄養補給とは別に、食べ物の色、歯ごたえ、香り、おい

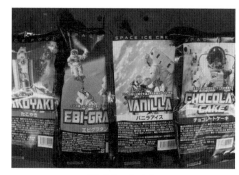

写真3　宇宙食
開発初期段階は、ゼリー状の栄養剤をチューブに入れたものであった。その後、改良が加えられた

しさ等を満足させる意義があり、食物の生産、流通、加工、調理、さらにこれらを支えるその地域の文化、経済、気候、風土が関係し、これらが総合化された結果として食事は成り立っているからである。栄養学は、近代合理主義を基本にして、要素還元論を方法論としているので、最終的には食事の価値を「合理的で便利で安価な栄養素の補給」という結論に導く傾向があるが、食事は多種多様な要因と目的から形成されていることを忘れてはならない。

特別に宇宙食や傷病者への栄養補給の問題に限らず、日常的な食事においても、生産、流通、加工、調理の過程は、AIやロボットの活用により、ますます合理化、簡便化され、人間が本来持つ「手間暇かけた心のこもった食事」からかけ離れつつある。この方向性は、近代合理主義を根底に持つ現在の文明社会には避けがたいものであり、その原罪は、人間を人体と心に分化させ、近代科学の礎となったデカルトの哲学にあるのかもしれない。しかし、私は、このような社会だからこそ、人間に寄り添った栄養や食事の在り方を探求する「人間栄養学」を発展させなければならないと思っている。

8) 人類の進化と栄養

栄養学の必要性

　栄養という概念の誕生や栄養学の発展は、その歴史を探れば理解できるが、そもそも、なぜ「人間の食事には栄養の知識が必要となったのか？」私は、以前から疑問に思っている。パンダは笹の葉、コアラはユーカリの葉しか食べないが筋肉は発達し、元気に生きている。このような草食動物に限定しなくても、人間以外に、栄養など考えて食べる動物はいない。それでも、普通に成長し、医療もないのに健康で一生を終えている。なぜ、人間は、あれこれ考えて食べないと生きていけないのか？

　私は、その理由は、人間の雑食にあると考えている。私たちが、日頃食物と言っているのは、自然界に存在する動物と植物であり、これらを、人間が食べやすく加工、調理して、かってに食物や食品と言っている。しかし、これらの動植物は、本来、人間の食べ物になるために存在しているのではない。それぞれの食物は、人間に必要な栄養素の一部を提供してくれるが、食物成分の内容は、その動植物が生きていくために構成されているので、人間の健康を維持するために都合よくできてはいない。

　例えば、豚肉にはたんぱく質やビタミンB_1が多く含まれているが、飽和脂肪酸も多い食品なので、たんぱく質やビタミンB_1の補給には優れた食品だが、食べすぎると肥満や脂質異常症の誘因となる。人間にとって必要な全ての栄養素を適正に含有する「完全栄養食品」は、実は自然界にはないのである。パンダの笹の葉のように、これだけ食べれば健康に生きていけるという「いわゆる健康食品」に、人類は出会わなかった。そこで、人間は、不完全な食品をいろいろ組み合わせて、食事全体で必要な栄養素をバランスよく摂るという「雑食性」を選択したのである。意識的に選択したというより、適正に雑食したヒト属が生き残り人類に進化できたと考える方が妥当である。つまり、人類は、進化の過程で、何度も過酷な食料難に遭遇し、何でも食べなければならなくなり、その

たびに食材の種類を増やして「とんでもない雑食性」に拡大し、地球上のどこでも生きることができる適応力を獲得したと考えている。

　人間は文化、文明を発達させて、より健康で、長寿をしたいと願うようになると、このような多種多様な食品からどのようなものを選択して、どのくらい摂取すべきかの知恵を求めるようになった。その知恵を科学的に解明したのが栄養学だと、私は理解している。つまり、人類が進化する原点となった適正な雑食を発展させるために、栄養は、人間にとって不可欠なテーマとなったのである。

雑食性の獲得

　では、人類が雑食性を獲得したきっかけは何だったのか？

　人類の進化の過程から探ってみた。現生の大型類人猿の共通祖先は、約1500万年前に存在し、そこからオランウータンの系列とゴリラの系列が分かれ、その後、約700万年前にチンパンジーとヒト属に分かれた。その後、ヒト属は、25種類以上存在したが、唯一生き残り、人間へと進化したのがホモ・サピエンス、つまり、私たちの祖先である。他のヒト属は、病気、環境変化、捕食等で絶滅した。ではなぜ、私たちだけが生き延びたのか？　多くの説がある。

　アフリカのジャングルから草原に出るようになったヒト属は、木にぶら下がって移動することから、直立二足歩行を進化させ、大脳を発展させて進化し、食事の幅を広げていったという説が以前からある。しかし、絶滅したヒト属の中に、私たちより大きな脳を持つものは何種類も現れている。例えば、ホモ・サピエンスの最大のライバルで、絶滅したネアンデルタール人の脳容量は約1,550ccで、ホモ・サピエンスは約1,450ccと小さかった。ちなみに、現代人の脳は約1,350ccでさらに小さい。しかも、脳は筋肉と同程度にエネルギー消費量が大きく、大きい脳を持つとエネルギーの必要量は多くなり基礎代謝量は増大する。基礎代謝量を計算した研究があり、それによるとネアンデルタール人の基礎代謝量は、ホモ・サピエンスの1.2倍であった。体格も大きく頑強なネ

アンデルタール人は、生きていくには多くのエネルギーや食料が必要になり、食料が不足する環境には適していなかったのである。さらに、人間に進化したホモ・サピエンスには特徴があった。

ホモ・サピエンスの特徴と進化

　ホモ・サピエンスは、他のヒト属と比べて、決して体力的に恵まれていたわけではなく、むしろ、きゃしゃで腕力はなかった。しかし、早くから一夫一婦制のような家族を作り、雄は、雌や子どもに食物を分配していた。すると、自分の食物だけではなく、家族の食物も収穫して運ぶことが必要になり、二足歩行を直列二足歩行に進化させ、手を使って大量な食物を運ぶようになった。分子古生物学者の更科功は、このことを「食料運搬仮説」と言っている。直立二足歩行は、身体の負担が少ない合理的な移動方法だったので、遠方から食物を手に入れることができ、その種類を増やすことができた。すると、積極的にジャングルから出て、果物以外の昆虫や肉食動物の食べ残しを食べるようになった。このような動物性食品は、消化が良く、良質なたんぱく質、脂質、ビタミン、ミネラルが豊富なので、消化に負担がかからず、脳の大きさだけではなく、脳や筋肉の機能を発達させることができた。草食動物は、植物のセルロースを、消化管に存在する微生物によって発酵させ各種の有効成分を産生し、それらを吸収して栄養素にしているが、この方法だと大量の植物を食べ、常に咀嚼・嚥下、消化をしなければならなかった。

　ホモ・サピエンスは、手を使い脳の機能を発展させることにより、火を使い、狩猟技術を進歩させ、農業をするようになり、ますます雑食性を進化させ、地球上のあらゆるところまで生活圏を拡大していった。例えば、私たちの最大のライバルで、ヨーロッパで進化したネアンデルタール人は、頑強で、頭もよく、活動的であったが、限られたものしか食べなかった。ホモ・サピエンスから見れば、彼らは「偏食」だったのである。地球が寒冷化することにより、ヨーロッパの陸地から動植物が減少すると、ネアンデルタール人は食物を失い、ジブラルタル半島を最後

の地にして絶滅した。一方、アフリカで進化したホモ・サピエンスは、寒冷期で陸上に食料が不足すると、海に手を入れて魚介類や海藻まで食べて雑食を拡大し、生き延びたのである。

　人類は、直立二足歩行という機能を進化することにより雑食性を拡大し、過酷な地球環境の変化の中で生き延びてきた。しかし、この雑食には重要な課題が残された。それは、「多種多様な食品から、適正に食物選択をしなければならない」ということであり、この課題に応えたのが栄養学だと考えている。何らかの原因で、ある食品が不足し、逆にある食品ばかりを食べすぎて、適正な雑食が維持できなくなると健康を害し、大量に死亡し、絶滅しそうになった事例は、歴史上、何度も登場する。

　では適正な雑食とは、どのような食事なのか？

　簡単に言うと「全ての栄養素を過不足なく摂取する食事」であり、具体的には、ご飯・パン・麺類等の穀類から炭水化物を、肉類・魚介類・卵類・大豆製品等からたんぱく質や脂質を、牛乳・乳製品、さらに野菜類や果物類からビタミン、ミネラルを摂取する方法である。つまり、私たちがいつも口にしている「栄養のバランスのとれた食事」ということになる。

　以上、述べてきたように、私たちの祖先であるホモ・サピエンスは、過酷な環境の中で生き延びるために、あらゆる動物と植物を食べる「雑食性」を選択して、現代人へと進化した。18世紀、ヨーロッパに誕生した第二次産業革命は、文化的で豊かな食生活を可能にし、著しい人口増と長生きできる社会を創造した。そしてこのことを底辺から支えたのが、その時代に誕生した「栄養学」だったのである。

　現在、「栄養」は、系統的に研究、教育する対象となり、「栄養学（sciences of nutrition）」として、独立した学問体系を作っている。それは、栄養の基礎的事項を課題にする「基礎栄養学（basic nutrition）」、人生のステージで応用・実践する「応用栄養学（apply nutrition）」、食物を中心とした「食物栄養学（food nutrition）」、人間個人を対象とした「臨床栄養学（clinical nutrition）」、さらに集団や地域を対象とした「公

衆栄養学（community nutrition）」に分化し、これらの知識を実践させる方法論として「栄養教育論」や「給食経営管理論」がある。

参考文献 ─────────────────────────────────

1) 細谷憲政．三訂人間栄養学，調理栄養教育公社，2000
2) 小池五郎．栄養学のなりたちと目的，系統看護学講座 専門基礎4 栄養学，p.2-6，医学書院，1995
3) 小山野敦．日本人のための世界史入門，新潮新書，2013
4) 大礒敏雄．人口・食糧そして栄養はどうなる，第一出版，1977
5) 日本栄養士会栄養指導研究所監修／健康・栄養情報研究会編．戦後昭和の栄養動向 国民栄養調査40年をふりかえる，第一出版，1998
6) 原田信男．食べるって何？ ちくまプリマー新書，2008
7) 畑中三応子．カリスマフード，春秋社，2017
8) Yuval Noah Harari／柴田裕之訳．サピエンス全史 上・下巻，河出書房新社，2016
9) Pat Shipman／河合信和監訳．ヒトとイヌがネアンデルタール人を絶滅させた，原書房，2015
10) Chip Walter／長野 敬・赤松眞紀訳．人類進化700万年の物語，青土社，2014
11) 更科 功．絶滅の人類史 なぜ「私たち」が生き延びたのか，NHK出版新書，2018
12) Ruth DeFries／小川敏子訳．食糧と人類，日本経済新聞出版社，2016
13) 佐藤洋一郎．食の人類史，中公新書，2016
14) Leonard Mlodinow／水谷 涼訳．第8章 物質は何でできているか，この世界を知るための人類と科学の400万年史，p.194-237，河出書房，2016
15) Walter Grotzer／水上茂樹訳．栄養学の歴史，講談社サイエンティフィク，2008

3章 日本の栄養改善の歴史

1）栄養学の導入

　日本における栄養改善の歴史を紐解くことにした。自分たちの行ってきたことを後世に残しておくことは重要であり、将来のビジョンを創造する上でも参考になる。栄養や食生活の歴史を記述したものはいくつかある。しかしその多くは、その時に起こった事実を時代の必然性のもとに整理したもので、社会背景、関わった人物や集団の思いや努力まで踏み込んだものは少ない。しかし、歴史はヒストリーという。つまり、彼（he）の物語（story）と言われるように、傑出した人物の才能に大きく影響される。そこで歴史の事実を紐解くと同時に、歴史を動かした人物像にも迫ることにした。今後、栄養を担う人々の参考になると考えたからである。あの時、もし、佐伯矩が、高木兼寛が、森川規矩が、あるいは細谷憲政が現れなかったら、日本の栄養の歴史は、全く変わっていたに違いない。

中医学の考え方

　日本に栄養学が導入されたのは、明治維新以降である。明治以前、我が国の医療を支えたのは、中国の医学（中医学）であった。中医学は、薬物療法、鍼灸療法、そして食養生に分類され、食事療法は、食養生の一部として議論されていた。しかし、食養生は、現在の食事療法のようにエネルギーと栄養素を適正に摂取することを目的にするのではなく、陰陽五行説を基盤として、食品選択と調理法を体系化したものである。しかも、食養生の特徴は、「薬食同源」と言われ、薬と食物は一体のものと解釈され、食物全体の効用を食能、食味、食性により整理している。食

物には大きく、酸・苦・甘・辛・鹹の5種類の味があり、それぞれの味に特有の効用があると考えられている（表3-1）。一方、栄養では、食物を栄養素を構成する成分の特徴や生体内での役割の特徴により5つの群に分けている（表3-2）。食物の特徴が、中医学も栄養学も5つに分類されたことは、興味深いことである。

　食養生は、長年にわたる食体験により食品の特徴を分類し、利用する者の証（体質）に合わせて食品を選択することを基本にしている。例えば、体質を大きく、虚寒のタイプと実熱のタイプに分けて、摂るべき食品と、控える食品を決めるのである。虚寒のタイプでは、補温性に属する食品、例えば、食性では温性のもの、食味では甘味と辛味のものとし、実熱のタイプは、瀉涼性に属する食品、例えば、食性では寒性のもの、食味では酸味と苦味のものを比較的多く摂るようにする。江戸時代や明治時代の初期には、このような食養生が日本人の食事療法や食生活指標となっていた。「土用にウナギを食べる」、「病気に伏せるとお粥と梅干をとる」など、今でも、食養生の知恵が残されている。

表3-1　漢方における五味の食品と作用

1	酸味	レモン、梅、トマト、すもも、ヨーグルトなど 収斂作用、消炎作用があり、寝汗、下痢、多尿などに効果がある。
2	苦味	セロリ、ピーマン、コーヒー、お茶、海藻類など 水滞を乾かし、固める作用があり、発熱に効果がある。
3	甘味	穀類、芋類、卵、乳、肉、魚、果実、蔬菜など 人体の衰えを補養し、痛みを緩和する作用があり、滋養強壮作用、身体気血の虚に効果がある。
4	辛味	葱、大根、にんにく、にら、生姜、胡椒、山椒など 身体を温めて発散させ、気血のめぐりをよくする作用がある。
5	鹹味	塩、大麦、しょうゆ、味噌、漬け物、塩蔵魚肉類など やわらげて潤す作用があり、皮膚の下にできるしこり、リンパの腫れ、便秘などに効果がある。

表3-2　栄養学における5つの栄養素、食品群と作用

エネルギー産生栄養素

1	たんぱく質：肉類、魚介類、卵、大豆製品 アミノ酸の供給源で体の構成成分となる
2	脂質：油脂類 脂肪酸の供給源で効率的なエネルギー源や機能性成分となる
3	炭水化物：穀物、いも類 消化吸収されてエネルギー源となる糖質と生理機能を有したり、発酵性エネルギーとなる食物機能がある。

微量栄養素

4	ビタミン：牛乳・乳製品、野菜、果物 体内で合成されないか合成が不十分な有機化合物で、代謝調節をする
5	ミネラル：野菜、果物、牛乳・乳製品 無機化合物で、代謝調節に作用したり、体の構成成分になる

英米栄養学とドイツ医学

　近代の栄養学は、明治維新以降、欧米から導入された。栄養学は、中医学のように食品を分類しただけではなく、食品の中から生体に有効な成分を分析し、その内容によって食品を選択するものである。開港された横浜港に、1859年、英国からヘボン博士（James Hepburn）が来日し、横浜に診療所を開設した。日本に近代医療を紹介したことから、「英米横浜学派」と言われた。彼の弟子には、後に日本の臨床栄養の発展に貢献する福沢諭吉や高木兼寛らがいた。

　一方、明治政府は、1869（明治2）年、医学の近代化を図るためにドイツ医学を導入した。当時、ドイツ医学は、実証主義を基本にして実験医学を重要視していたために、臨床医学の重要性を主張した英米横浜学派と対立した。実は、その後に起こるドイツ医学の本流である森林太郎（森鷗外、陸軍）と英米医学を学んだ高木兼寛（海軍）との脚気論争も、このことが底流にあった。いわば、日本の栄養学は、医療における臨床栄養学は英米から、学問としての基礎栄養学はドイツ医学から、影響を受けたことになる。ドイツの医師フォイトは、東京大学医学部の学生たち

に「食事は嗜好で食べるのではなく、含有される栄養成分によって食べなければならない」と栄養の概念を講義していた。

日本食と欧米食の融合

　明治政府は、近代国家の成立を目標に「富国強兵」、「殖産興業」を掲げ、国民の体位向上を目指したので、栄養に注目した。栄養学と栄養価の高い洋食の導入により、国民の体位向上を図ったのである。つまり、食生活の欧米化は、国策として不可欠であり、その根拠として栄養学を積極的に活用した。そして、食事の近代化の象徴が、「肉食の推奨」であった。日本人の肉食禁忌の意識は、もともと稲作中心の食文化を持っていた上に、天武天皇が仏教の影響を受けて「肉食禁令発布」を行ってからであり、江戸時代まで続いていた。しかし、江戸時代後半になると海外との交易が進み、都市部や開港地域から次第に西洋料理の影響を受けた場所が誕生し、1862（文久2）年に横浜に牛鍋屋が、1867（慶応3）年には江戸高輪に肉屋が開店した。その後、西洋料理は、料理書、新聞、雑誌等に紹介され、和食に西洋料理を組み合わせた和洋折衷料理も誕生し、次第に普及していった。

　日本における食事の近代化は、西洋料理が日本料理を駆逐するのではなく、融合という形で進み、新たな食文化を形成した。政府が国策と勧めた食事の欧米化は、日本の風土や庶民の工夫により、従来の食事と適度に融合して、結果的には不足していたエネルギー、たんぱく質、脂肪、ビタミン、ミネラルを補給することになり、栄養改善に有利に作用した。

2）脚気論争と食育基本法

白米へのあこがれと脚気

　日本人にとって、白米を腹いっぱい食べられる食事は、あこがれであった。米は年貢として納める作物であり、庶民が手軽に食べられなかっ

たからである。地方の豪農においても米は雑穀に混ぜる程度で、庶民は
さつまいもや麦、ひえ等を主食としていた。つまり、一般的に日本人は、
本来、雑穀を中心とした食事をしていたのである。1873（明治6）年、明
治政府が貨幣納税に改めたことにより、農家の手元に米が残るようにな
った。さらに、米作の改良により増産され、養蚕業の発展により現金収
入が得られるようになると、米を購入できるようになった。米の消費量
は増大し、主食偏重の食パターンが形成されていったのである。加えて
脱穀技術の進歩により、夢の銀シャリが普通に食べられるようになった。

　このような銀シャリ依存の食事の普及は、皮肉なことに脚気の流行を
招き、特に軍隊で問題となった。入隊すると銀シャリが好きなだけ食べ
られることが、勧誘の宣伝に使われた。しかし、横浜英米学派で学び海
軍軍医総監になった高木兼寛は、この食事こそが脚気の原因だと主張し
た。英国で疫学を学んだ高木は、ヨーロッパで脚気が起こらないのは食
事の違いだと考え、軍艦での食事を和食から洋食に変えたのである。し
かし、明治政府が導入したドイツ医学の本流を歩み、細菌学者コッホの
もとに留学した陸軍軍医森林太郎らは、「細菌感染説」や「中毒説」を
主張し、真っ向から対立した。陸軍と海軍による脚気論争は、軍隊同士
の脚気戦争に発展した。

陸軍と海軍の脚気論争

　1882（明治15）年12月から272日間、日本→ニュージーランド→チ
リ→ペルーを回り帰国した海軍練習船「龍驤」の乗組員371人から、脚
気発症者が160人、脚気死亡者が25人発生した。航海中、兵員は白米
を主食にした和食を食べ続けていた。海軍での衝撃はすさまじく、大慌
てして洋食の導入を計画し、高木は、その論拠を得るために大規模な臨
床実験を行った。1884（明治17）年2月から187日間、軍艦「筑波」を、
脚気が発症した「龍驤」と同じルートで航海させたのである。この間の
食事は、麦飯、肉、コンデンスミルク、ビスケット等の完全洋食であっ
た。その結果、乗組員333人中、脚気発症者は6人、脚気死亡者は0人

まで減少したのである。海軍は、他の軍艦や陸上施設でも同様の食事の変更を行った。2004（平成16）年、城戸秀倫らは、当時に実施された16隻の軍艦と8か所の陸上施設間のデータを最新の統計的手法を用いて解析した。その結果、全施設の脚気発症率は、食事の変更により27％から14％へ減少し、メタ解析によってもオッズ比は0.38となり有意に減少していたのである。

　1894（明治27）年、日清戦争の際、政府は白米から麦飯への変更を主張したが、陸軍幹部の反対で実施されず、翌年、森林太郎は「日本兵食論大意」を執筆し、高木の兵食改善を批判した。この対立には結論が出なかったために、結局、日清・日露戦争で実証されることになった。つまり、戦争中、陸軍では脚気発症者が海軍に比べて約1,200倍、脚気死亡者は約4,000倍となったのである。ちなみに、陸軍における脚気死亡者は、戦死者の4倍に達し、陸軍の多くの兵士は戦死ではなく栄養欠乏症で死んでいったことになる（表3-3）。

　1913（大正2）年になり、陸軍も兵食を白米7、麦3に改め、その後、脚気患者は激減し、1924（大正13）年に臨時脚気病調査会により、「脚気はビタミン欠乏を主因として起こる」と結論づけられた。一方、鈴木梅太郎博士は、脚気予防に有効な成分を米ぬかから単離、結晶化し、ビタミン研究の発端を担った。つまり、栄養素にはエネルギー源となる成分だけではなく、体調を整える微量な栄養素、つまり、ビタミンやミネラルを重要視する時代へと入っていく。

表3-3　日清・日露戦争時の脚気発症状況

	陸　軍	海　軍
出兵	240,616人	3,096人
戦死者	1,132人	337人
脚気発症者	41,431人	34人
脚気死亡者	4,064人	1人

食育基本法の公布

　ところで、2005（平成17）年、日本政府は世界に先駆け「食育基本法」を、国家の基本法として公布した（表3-4）。この法律を作成すべき検討会議は、毎月1回、1年間にわたり、総理官邸で開催され、私もそのメンバーの一人として参加した。検討委員会のメンバーは豪華で、国の中枢を担うほぼすべての大臣が参加した（表3-5）。検討委員会での議論とは別に、野党を中心に反対意見も出始めた。「どのような食事を摂るかは、国民の自由であり、家庭の食卓まで国家が口を出すべきではない」というのが反対意見の趣旨であった。

　委員会の最終日、座長の小泉純一郎総理（当時）は、最後の挨拶の中で陸軍と海軍の脚気論争の話を出して、「我が国は、かつて、国家が栄養政策を間違ったために多くの死者を出して国民に迷惑をかけたことがある。栄養は、国家にとって重要なことであり、国の基本法にしたい。」と会議を締めくくった。ちょうど、私の目の前に座られていたので、この人は、ただ者ではないと感動したことを覚えている。

　表3-4　食育基本法（抄）

　21世紀における我が国の発展のためには、子どもたちが健全な心と身体を培い、未来や国際社会に向かって羽ばたくことができるようにするとともに、すべての国民が心身の健康を確保し、生涯にわたって生き生きと暮らすことができるようにすることが大切である。

　子どもたちが豊かな人間性をはぐくみ、生きる力を身に付けていくためには、何よりも「食」が重要である。今、改めて、食育を、生きる上での基本であって、知育、徳育及び体育の基礎となるべきものと位置付けるとともに、様々な経験を通じて「食」に関する知識と「食」を選択する力を習得し、健全な食生活を実践することができる人間を育てる食育を推進することが求められている。もとより、食育はあらゆる世代の国民に必要なものであるが、子どもたちに対する食育は、心身の成長及び人格の形成に大きな影響を及ぼし、生涯にわたって健全な心と身体を培い豊かな人間性をはぐくんでいく基礎となるものである。

表3-5　食育基本法の検討委員

会　長
小泉純一郎　内閣総理大臣

＋

委員(25名)		
細田博之	内閣官房長官	
棚橋泰文	内閣府特命担当大臣 (食品安全、食育)	
麻生太郎	総務大臣	
南野智恵子	法務大臣、内閣府特命担当大臣 (青少年育成及び少子化対策)	
町村信孝	外務大臣	
谷垣禎一	財務大臣	
中山成彬	文部科学大臣	
尾辻秀久	厚生労働大臣	
岩永峯一	農林水産大臣	
中川昭一	経済産業大臣	
北側一雄	国土交通大臣	
小池百合子	環境大臣	
村田吉隆	国家公安委員会委員長	
市場祥子	(社)全国学校栄養士協議会副会長	
伊藤一長	長崎市長	
大蔵浜恵	JA全国女性組織協議会会長	
神田敏子	全国消費者団体連絡会事務局長	
佐々木孝治	日本チェーンストア協会会長	
高橋久仁子	群馬大学教育学部教授	
中村丁次	(社)日本栄養士会会長	
服部幸應	服部栄養専門学校校長	
原　楫	全国食生活改善推進員団体連絡協議会理事	
福士千恵子	読売新聞東京本社生活情報部次長	
逸見良昭	(社)日本PTA全国協議会副会長	
渡邊　昌	(独)国立健康・栄養研究所理事長	

3）国立栄養研究所の創設と米騒動

佐伯矩と栄養学

　我が国における栄養学の発展と普及に貢献した重要な人物の一人が佐
伯矩である。彼は、1905（明治38）年にアメリカのエール大学に留学し、
生理、生化学、さらに細菌学を学んだ。研究活動も順調で、彼は、アメ
リカに定住するつもりだったが、がんを患った祖父に会うために故郷の
愛媛県西条に帰国し、日本の栄養の現状を知り、日本で研究活動を進め
ることを決心した。1913（大正2）年に上京して神田駿河台の金杉内科療
養館の館長になり、患者の診療をしながら、試験管を握って研究を進め
た。

当時、栄養学は、エネルギーの素となる栄養素以外に微量なビタミンやミネラルの必要性がわかり始めた頃で、新たな栄養素を発見することが研究の主たる課題であった。つまり、多くの栄養学者は基礎研究に没頭して、栄養学の実践・応用研究は、科学のテーマではないと思われていた。この傾向は、現在でも尾を引いているが、当時の栄養学者は、現実の栄養問題には興味を持たなかったようである。

　しかし、佐伯矩は、栄養学は実践されてこそ人々に役立ち、意義があると考え、栄養学の実践活動には強い関心を持っていた。彼は、1914（大正3）年、東京芝白金三光町に私費を投じて「栄養研究所」を設立した。研究所では栄養に関する様々な研究が行われ、「偏食」、「栄養食」、「完全栄養食」、「栄養効率」、「栄養指導」等、今では一般的に使用されている栄養の用語がこの研究所から誕生した。1920（大正9）年、国は栄養政策を積極的に進める目的で、この研究所を「国立栄養研究所」として内務省の付属機関に位置づけた。翌年に、小石川駕籠町に新庁舎を設立し、初代所長に佐伯矩が就任した。

国立栄養研究所の設立

　なぜ日本政府は、国立の栄養研究所を設立して栄養政策に積極的に取り組むことになったのか？　それは、当時の深刻な時代背景があった。具体的なきっかけは1918（大正7）年に起きた「米騒動」である。国家の近代化により国民の収入が増加し、人々はご飯を食べられるようになり、農家においても養蚕などにより収入が増加し、麦や稗ではなく米が食べられるようになった。しかし、第一次世界大戦による好景気で、工業労働者が必要になり、農家からの人材が流出して米の生産量は伸び悩んだ。しかも、大戦の影響によって米の輸入量が減少し、米の価格が徐々に高くなり、地主や商人が米穀投機を始めて、売り惜しみや買い占めが起こったのである。米の価格はさらに高騰した。

米騒動と栄養学研究

　このような状況の中、寺内内閣は1918年8月、対外政策としてシベリア出兵を宣言した。流通業者や商人などが戦争特需をねらって米の売り惜しみをさらに加速させた。米価は異常な高騰となり、庶民は米を手に入れることが困難となり、主要都市で「米寄こせ」の反政府運動が発生し、各地で集会や焼き打ちが起こり全国に飛び火した。運動への参加者は100万人を超え、全国規模の暴動へと発展したのであった。「米騒動」である。

　このことから、政府は栄養の重要性を感じて「国立栄養研究所」を設立することになる。研究所では、生理学、病理学、細菌学、化学など、まさに、佐伯博士が夢見た栄養の総合的研究が進められた。一方、研究所は、新聞、ラジオ、一般雑誌等を通して、栄養の普及活動にも積極的に取り組んだ。栄養改善の普及活動では、栄養に関する多くの情報が発信されたが、根底にあったのは、ご飯への過度な依存である主食偏重の内容から、副食を充実させることにより、たんぱく質、脂質、ビタミン、ミネラルを増やすことであった。このことには、栄養改善により国民を健康にするという公衆衛生的目標と同時に、国民の米への依存を緩和させて米騒動の再発を防ぎたいとする政治的目標もあった。佐伯博士は、貧困の中での、安価な食品による栄養改善の必要性を訴えると同時に、栄養改善により、労働力が増大して経済発展にもつながると考え、このことを「経済栄養法」として提唱した。

4）戦中・戦後の栄養状態と栄養士制度の誕生

　佐伯博士は、当時の深刻な食料事情と国民の低い知識レベルに対して、マスコミを介した栄養研究者による情報提供だけでは、国民の栄養状態を改善することが困難だと感じていた。つまり、栄養の実践的指導者を養成することを考えたのである。医師に包丁を持たせることはできず、料理人が医学を学ぶことは困難であったことから、両方の知識を有

する専門職を作ろうとした。

　このような状況は世界的規模で起こっていた。20世紀になると、栄養学の進歩により、種々の栄養欠乏症が発見され、その予防や治療に食生活の改善が有効であることが明らかにされてきた。この成果を人々に普及啓発する専門家が出現し始めたのである。特に、第一次世界大戦下の食料不足による栄養失調症は深刻であり、栄養学に基づいた食事の改善を指導する専門家は、社会的に高い評価を受けた。このことにより、当初は、趣味やボランティアとしての栄養改善活動が、栄養士という専門職による仕事として成長していったのである。

栄養学校の設立

　佐伯博士は、1924（大正13）年、私立栄養研究所の跡地に、我が国最初の栄養の専門職を養成する「栄養学校」を設立した（写真4）。一流の栄養研究者を教授陣として招集し、教育内容は、教科書がなかったので、実践に即した授業だったようである。1926（大正15）年、第1回の卒業生13人が誕生し「栄養手」と呼ばれ、栄養士の先駆けとなった（写真5）。卒業生は、学校の教員、料理研究家、行政機関での栄養専門官、病院、給食施設等に就職し、栄養改善の最前線で活躍することになる。しかし、栄養手は、まだ、正式な国家資格ではなかった。

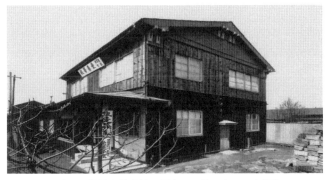

写真4　佐伯栄養学校　創立頃の様子（1924年頃）

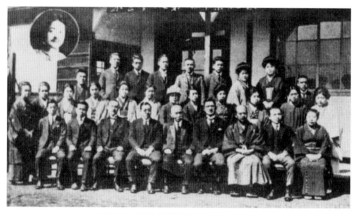

写真5　佐伯栄養学校第1回卒業式
（大正15年3月15日　東京芝金杉川口町）
円内　佐伯矩（欧米諸国講演出張中）

　1945（昭和20）年、国は、厚生省令第14号にて「栄養士規則」を制定した。政府は、戦前から栄養の重要性を理解していたが、戦争により、栄養不良が深刻な社会問題化し、積極的な栄養政策が不可欠になったことから、栄養士の法制度に取り組んだのである。多くの餓死者が出現していたことはもちろんであるが、混乱の中で、いかがわしい栄養食品や健康法が流行し、人々は、何を信じ、何を食べればよいのか、わからなくなっていた。国は、栄養士規則を制定した目的として、①栄養士の身分、業務を国家的に確定し、国民栄養に対する指導の統一と徹底を図ること、②食料事情を踏まえて、戦力増強の基盤である工場、事業所、食料供出後の農村等に対する栄養指導の強化をすることをあげている。

日本栄養士会の創設

　戦時下にある政府にとって、栄養改善は国の重要課題であり、その実務に当たる専門職として栄養士の養成は急務であった。栄養士規則には、栄養士は「その名称を使用して、国民の栄養指導を業とするもの」と規定された。この年、つまり終戦の年の5月21日（1945年）、東京大

空襲により、いつ空襲警報が出るかわからない合い間を縫って、帝国ホテルで「大日本栄養士会設立総会」が実施された。実は、2009（平成21）年に行った「日本栄養士会創立50周年の記念式典」も、栄養士誕生の聖地として「帝国ホテル」で行った。終戦後は、さらに盛大に行おうということで、「第1回日本栄養士会総会」が、1946（昭和21）年10月21日と22日の両日、宝塚劇場で開催された（写真6）。式典には、佐伯矩をはじめ栄養士制度設立に尽力した人々や、GHQ（連合国軍最高司令官総司令部：General Headquarters）内にある公衆衛生福祉（Public Health Welfare：PHW）から、サムズ大佐（Crawford Sams）やハウ大佐、厚生省（現 厚生労働省）から三木行治課長、さらに大阪と兵庫の知事も参加して、盛大に開催された。

　翌年の1947（昭和22）年には法律第245号をもって「栄養士法」となり、1948（昭和23）年の1月から施行された。「栄養士」が名実ともに法律に基づく国家資格となったのである。当時、養成校には佐伯栄養学校、女子栄養短期大学、日本女子大学等、女子短期大学や専門学校を中心に18校が認可された。

　食料がない戦中・戦後の栄養改善は困難を極めた。多くの栄養関係者がこの難題に果敢に取り組んだのである。当時、栄養士として働いた本田節子さんの「食に生きる：本の泉社」の体験記からも、その一部を知ることができる。彼女は、1945（昭和20）年の食糧学校（現 食糧学院）で

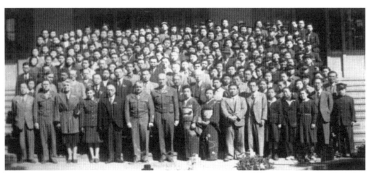

写真6　第1回日本栄養士会総会（宝塚劇場）

47

栄養学を学んだ。在学中の実習は、献立、調理、盛り付け等を行い、研究課題は、いものつる、ザリガニ、カタツムリを捕獲し、調理法を開発することであった。小麦粉の節約と栄養強化を目的に、大日本帝国陸軍が考案した「興亜建国パン」の開発にも取り組んでいた。このパンは、小麦粉以外に大豆粉、魚粉、にんじん、ほうれん草を生地に練り込み、栄養価を高くしたものであった。卒業後は大分少年飛行兵学校の陸軍栄養手として採用され、約1,000人の兵隊の食事を担当した。終戦の年の6月頃になると、「沖縄に明日出発します」と、死を覚悟した特攻兵が日々の食事へのお礼に来てくれ、涙したそうである。

終戦と栄養状態の悪化

終戦直後、国民全ての命を保証するほどの食料はなかった。1945（昭和20）年8月頃、街は焼け野が原となり、飢えの苦しさはピークに達し、闇市が横行し、生きていくために多くの人々が闇米に手を出した。米の販売は政府が統治していたので、闇市からの購入は違法行為になった。しかし、国民は配給だけでは栄養必要量を満たすことはできず、多くの人々が闇市に手を出した。1947（昭和22）年に衝撃的事件が起こった。東京地方裁判所の山口良忠判事が、法律を守る立場にある正義感から闇米を拒否し続け、餓死したのである。このことは、大きなニュースになった。

1946（昭和21）年11月に生活問題研究会から発表された資料によると、配給から得られる1日の栄養量は1,209kcal、たんぱく質は32.2 gであり、配給以外からは765kcal、たんぱく質は26.9 gであり、両方合わせてようやく1日の必要量が確保できる状況であった。つまり、庶民にとって法を破らなければ、生きていける策はなかったのである。しかし、政府もGHQも、国の法と秩序を守るという大義のもとに、食糧管理法の取り締まりを強化していた。例えば、最も取り締まりが厳しくなった1948（昭和23）年には、全国での検挙数が917,324件、検挙者は927,301人に達した。食料難は社会問題化して、全国で「米寄こせ」の

デモが起こり、食料不足による栄養状態の悪化は、国家として重要な課題になった。

5）戦後復興と日本の栄養改善

栄養改善法の策定

　政府は、新聞、ラジオを介して栄養知識の普及に努めると同時に、1952（昭和27）年には、栄養士の配置義務化を図り、栄養改善を実施しやすくするために議員立法として「栄養改善法」を制定した。その目的は、集団給食施設に栄養士を配置し、限られた食料の活用により栄養バランスの優れた食事を提供するとともに、栄養教育を徹底することであった。学校給食、産業給食、病院給食、福祉施設給食などの多くの人々に食事を提供する施設を利用して、提供する食事内容を改善するとともに、栄養の知識の普及を行ったのである。この業務を「栄養指導」と言った。そして、その専門職である栄養士の専門性を「栄養の指導」と位置づけたことになる。このような、食事の提供と栄養教育を結合させた日本独特の栄養改善方法は、世界でも珍しく、今でも優れた方法だと思っている。

栄養状態の改善

　食料事情の好転と栄養士の栄養指導により、戦後の栄養不良は、急速にかつ誰も取り残すことなく改善した。日本の栄養改善の成果を知るには、日本栄養士会栄養指導研究所監修の「戦後昭和の栄養動向—国民栄養調査40年を振り返る」が参考になる。この報告書の基礎資料になったのが、1945（昭和20）年に緊急食料対策の根拠を得るために、GHQの指令で開始された「国民栄養調査」である。

　「国民栄養調査」は、その後「栄養改善法」に組み込まれ、国民の栄養状態の把握、さらに栄養改善のためのPDCAサイクルの基本要因となっていく。「国民栄養調査」は、2003（平成15）年に「国民健康・栄養調査」

となり、毎年実施され、国民の栄養状態、栄養に関連する健康状態を把握する基本資料になる。この結果を基に問題点を探り、解決すべき問題の計画が立案され、それに基づき全国の管理栄養士、栄養士が中心になり、国民に栄養指導が実施されるのである。このようなていねいな栄養政策を実施している国家は皆無であり、このことが「Japan Nutrition」の根幹になっていると言える。

栄養の戦後復興は、4つの過程に分類できる。

①戦争直後から1948（昭和23）年：戦後混乱期で、極端な食料不足による飢餓と栄養失調に苦しみ、都市では餓死者が続出した深刻な時代である。

②1949〜1954（昭和24〜29）年：食料事情が次第に好転してきた時期で、1950（昭和25）年から学校給食が完全給食となり、子どもたちの栄養状態も良くなっていった。動物性食品、豆類、油脂類の摂取量が増大し、動物性たんぱく質、脂肪、カルシウム、ビタミンAの摂取量が著しく増大していく時代である。

③昭和30年代：「消費革命」と言われたように国民所得は上昇して、米食依存の傾向が高まると同時にハム、ソーセージ、インスタントラーメンの消費が伸び、食生活の洋風化、多様化が始まった。油脂類、肉、卵、牛乳・乳製品の消費量も増え、たんぱく質、ビタミン、ミネラルの摂取量も増え、国民の栄養状態が平均的に改善された時代である。

④昭和40年代：高度経済成長により所得が著しく上昇した時期で、炭水化物を除いては、全ての栄養素の摂取量は増大した。

⑤1975〜1988（昭和50〜63）年：米の消費量の緩やかな減少が続き、他の食品群は横ばいで、戦後の低栄養問題は完全に解決され、比較的安定した栄養状態になった（図3–1）。

図3-1　栄養素等摂取量の推移

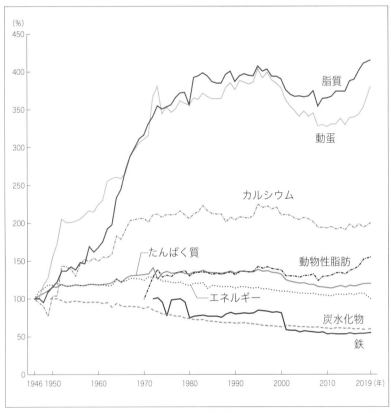

注）1946年の摂取量を100とした時の推移（ただし、炭水化物は1949年、動物性脂肪は1970年、鉄は1972年の摂取量を100とした）

6) 栄養改善の成果と栄養士制度の危機

　栄養改善が進み、栄養不良から脱却するに従って、人々はいつしか食べられるありがたさや、栄養を考えて食べることの意義を忘れていくようになった。栄養学、栄養士の不要論が出始めたのである。その根底には、当時、多くの人々が持っていた「栄養問題は経済が発展すれば解決

51

する」という思いがあった。栄養が重要であったのは、戦争により極度な貧困と食料不足が生じたからであり、もはや戦後は終わり、経済も発展したので「栄養問題は解決した」と考えられた。長きにわたり貧困による飢餓と栄養欠乏症に悩んできた人々には当然の帰着だと言える。食物が溢れて、栄養過剰による肥満や生活習慣病に悩む時代が来るなど想像もできなかったからである。

栄養士法廃止法案の阻止と日本栄養改善学会の発足

　1951（昭和26）年、地方制度審議会から、栄養士法廃止の議論が起こった。栄養はもはや国策として取り組むことはないというのである。日本栄養士会は、貧困層や地方の栄養改善は未だ不十分であるとの理由で、廃止法案の阻止を進める運動を展開した。日本栄養士会が、政府に反旗を振りかざした最初の国民運動であった。一方、このことをきっかけに「栄養士法」という身分法だけでは、栄養士の社会的位置づけが不安定で、明確な職業として根づかないのではないかとする不安もあった。身分の法的裏づけができる制度が必要だとする議論が起こったのである。その結果、1952（昭和27）年、国民の健康、体力の向上を図る目的で「栄養改善法」が公布、施行された。栄養改善法には、国民栄養調査、栄養相談所、都道府県による専門的栄養指導、栄養指導員制度、集団給食施設の栄養管理、特殊栄養食品、栄養表示等が記された。そして、この法律には、国民に栄養改善の必要性を指示し、集団給食施設に栄養士の配置が義務づけられたのである。栄養士が正式な職業として名実ともに認められたことになる。ちなみに、「日本栄養改善学会」は、この策定を契機に栄養改善の意義や方法を学問的に研究するために、1954（昭和29）年に発足した学会である。

　1957（昭和32）年、栄養士に予測もしなかった危機が再び発生した。それは、国会に「調理改善法案」が提出されたのである。提案したのは、調理師団体で、調理師も栄養士と同様に、配置の義務化を目指した法律を要求したのである。日本栄養士会と佐伯矩、さらに医師会等を巻き込

んで反対同盟が結成された。反対理由は、「調理改善の目的は、既に栄養改善法に含まれていることであり、栄養学に基礎を置かない調理の改善はありえず、このことは栄養士以外にはできない仕事である」と主張した。約7万人の反対署名が集まり、結局、「調理改善法案」は、土壇場で廃案となり、栄養改善を目的とした献立、調理に関する権限は栄養士の業務として約束されたのである。

栄養改善運動は、国民運動へと発展し、戦後の復興と相まって、日本人の栄養状態の改善に大きく貢献した。限られた食料を有効に活用することができる栄養指導は、広く社会に受け入れられ、栄養士の社会的評価も徐々に上昇していった。栄養士は、工場、事業所、学校等における給食において、献立作成や栄養指導を行い、国民全体への講習会やマスコミを活用した栄養教育も盛んに行われた。

食生活改善推進員の参画

栄養士とともに、地域における栄養改善運動に、ボランティアとして積極的に参画したのが食生活改善推進員（ヘルスメイト）である。食生活改善推進員は、各都道府県での保健所を中心に「栄養教室」を開設し、主として主婦を対象に調理実習を行った。栄養士は、保健所での講習会を実施するだけではなく、食生活改善推進員とともにバスの後部を調理実習ができるように改造した「キッチンカー」に乗り、街角や農村に出かけて栄養指導を行った（写真7）。当時の日本の状況では、労働環境が悪く、人々が休暇を取って講習会に参加するような余裕はなく、保健所での講習会に人は集まらなかったのである。地域の人々が来てくれないので、自ら人々が生活する場に出向いて行く精神は、在宅訪問栄養指導や地域包括ケアが叫ばれている現在においても、忘れてはならない専門職魂である。

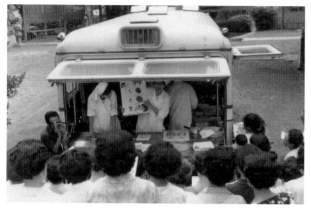

写真7　キッチンカー

7）生活習慣病の出現と管理栄養士制度の誕生

　栄養指導の推進、農業生産物の増大、さらに経済や流通の発展等が相まって、1960年代になると、食料不足による低栄養問題はほぼ解決した。しかし、一方で食事の欧米化の弊害が起こり始め、肥満や成人病（当時の呼び方）といった非感染性の慢性疾患（生活習慣病）が増大し始めてきた。食料不足による栄養欠乏症は、原因が食物の不足、偏り、調理等にあり、農学や家政学での実践により解決策は見つかるが、成人病は、個人の習慣や代謝障害に問題があり、その解決策は、臨床栄養学の研究や教育を発展させなければ解決できなくなっていた。

　短期大学や専門学校による栄養士の養成以外に、大学で上位の栄養士を養成する必要性が叫ばれるようになった。1962（昭和37）年4月の参議院社会労働委員会において栄養審議会から「管理栄養士制度」が提案された。審議会の記録によると、「従来、集団給食施設においては、食品の栄養、合理的な消費、栄養効果など栄養士の業務がありますが、複雑、困難なものにつきましては、栄養士の内でも特に修練した者や養成校で特に修業した者が必要で、今後、社会生活の向上に伴い、栄養の指

導が益々複雑になるので、そのような業務を行う適格性を有する管理栄養士として登録制度を設ける必要があります」と記されている。9月には、栄養士法の改正により管理栄養士制度が国会で承認された。栄養関係者は、生活習慣病対策に栄養士の上位資格を望んだのであるが、国会で議論されたことは、集団給食のスペシャリストの養成であった。1962年4月、国立徳島大学医学部に栄養学科が誕生した。東京大学医学部長であった児玉圭三が徳島大学学長となり、医学部に栄養学科を創設し、医学教育の一環としての栄養学の研究・教育に取り組むことになった。

　1963（昭和38）年4月、栄養審議会は「管理栄養士試験、栄養士養成施設等の基準について」の答申に当たり、「栄養学士の称号を取得できるよう専門の学部、学科を設置すること」の建議を厚生大臣に提出した。この建議を受けて文部省（現　文部科学省）は、国立徳島大学医学部栄養学科に管理栄養士養成のコースを認可し、1964（昭和39）年度の政府予算に増設費が計上されたのである。

　この時の審議会の結論の内容は下記のようなものであった。

1．新しい栄養学科の考え方

　栄養学士の称号を授与する新しい栄養学科の基準を考えるにあたっては、次の方針を採用することが適正である。

　　　イ　この栄養学科は、既設の学部の中に置かれても新しい学士号を授与できるためには、独立の学部になるだけの内容を有していなければならない。

　　　ロ　この栄養学科は、栄養に関する学術研究の新しい総合領域を対象とするものであって、既設の農学部、家政学部の栄養学科と内容を区別できるものでなければならない。

　　　ハ　この栄養学科の教育課程は、栄養に関する学術研究者の育成を主たる目的として編成されるべきであるから、管理栄養士の資格を取得するものとは、必ずしも一致せず、後者の目的のためには、必要に応じて選択科目を用意すれば足りる。

2. 栄養学部栄養学科の特色について

　新しい栄養学科では、栄養に関する基礎的領域の研究、教授に力点を置き、食物の調理に関する物は必須としなくてもよい。

　以上の結果から、1965（昭和40）年3月に文部省令第7号をもって大学設置基準が定められ、管理栄養士制度が正式に誕生することになった。

　つまり、管理栄養士養成は、設立当初、欧米のように大学における学士教育を基本にして、臨床で働く登録栄養士制度を目標としていた。しかし、その後、従来、栄養士養成を担ってきた家政学や農学からの反発があり、1967（昭和42）年5月、栄養審議会は「管理栄養士学校の指定についての答申及び意見」を厚生大臣に提出した（表3-6）。

　その後、多くの女子大学の食物栄養学科において管理栄養士養成が始まり、「やもえない状況」が解決されないままに放置された。栄養問題が欠乏症から過剰栄養へ変化する中で、それに対応すべき管理栄養士養成の理念は、大学経営の嵐の中で消滅したのである。拠点となるべき徳島大学においても、基礎研究に特化し、管理栄養士の教育、養成、業務の在り方を積極的に議論することはなくなった。その結果、管理栄養士は、「複雑・困難な業務をする者」と、理解するのが困難な専門職とな

表3-6　管理栄養士学校の指定についての答申及び意見

「管理栄養士学校の指定についての答申及び意見」

　　　　　　　　　　　　　　　　　　　　　　　　昭和42年5月4日

厚生大臣　坊秀雄あて

　　　　　　　栄養審議会委員長　木村忠二郎

　管理栄養士を指定することについては、卒業生に栄養学士を称される学科のみを指定することを最も適当とするが、現在の状況下においては、次の条件の下に食物学を専攻する学科をおいている学部の置かれた管理栄養士養成課程および食物学を専攻する学科に設けられた管理栄養士過程を指定することもやもえないと認める。

り、登録制として放置され、将来の方向性を見失ったまま、2000年の法改正まで、40年の歳月を要してしまったのである。この40年は、管理栄養士の具体的な業務が定まらず、栄養士との役割分担も不明確のままに、単に改革の必要性ばかりが叫ばれた時代であった。

病態栄養学研修会の開催と終了

　このような状況の中で、1971（昭和46年）、日本栄養士会主催で「全国病態栄養学研修会」が開催された。著名な臨床医により、研修テキストとして「病態栄養学双書」（第一出版）（写真8）が製作された。実際に企画、編集したのは森川規矩第三代日本栄養士会会長である。自宅を訪問すると山のような資料の中で悪戦苦闘され、私も何度も相談を受けた。森川会長（写真9）は、欧米の登録栄養士（registered dietitian：RD）は医師、看護師、薬剤師と同じ医療職種の一員として養成されていることに、いち早く気づき、日本の管理栄養士を臨床に強い医療職種にしたいという強い思いがあった。この研修プログラムは、当時、欧米と比較してもトップクラスの内容であった。全国の志ある栄養士が受講し、その後の栄養士会を先導する先駆者になった。しかし、この研修事業の問題

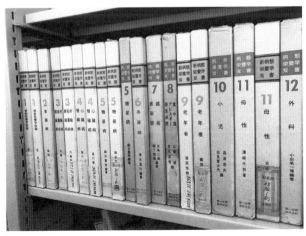

写真8　病態栄養学研修会のテキスト

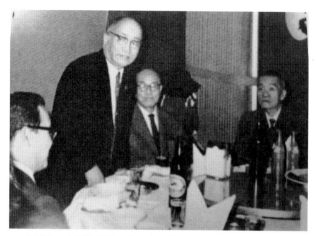

写真9　森川規矩第三代日本栄養士会会長（左から2人目）

点は、研修目的や研修修了者の処遇、さらに医療現場での業務が定まらないままに行われた点であった。結局、具体的な資格制度に発展することなく、1988（昭和63）年に研修事業は終了した。この研修は、講師が全て医師で、栄養士が、医学生が学ぶ疾病の基礎知識を修得することで終わった。

　研修会そのものは、具体的な制度に進展しなかったが、1978（昭和53）年、外来慢性疾患患者に対する医師の慢性疾患指導料（50点）に、管理栄養士による栄養食事指導加算（5点）が新設された。当時、指導料の50円はコーヒー代にもならないと揶揄されたが、指導料を獲得したのは、医師以外では唯一であり、管理栄養士としての専門技術が初めて認められた。その後は医師の指導料に対する加算ではなく、独立した指導料となり、入院患者や集団指導にも拡大し、令和2年現在、単価は初回指導で260点、2回目以降は対面200点、情報通信機器使用180点になっている。

　1982（昭和57）年、再び大きな事件が起こった。政府は行政簡素化方針の一環として、「栄養士法廃止案」を検討したのである。栄養欠乏症はなくなり、管理栄養士制度を作ったが役割が不明確で、国は、栄養政策

に積極的に取り組む必要性はなくなったというのが政府の考えであった。三度目の栄養士の危機が訪れた。日本栄養士会は、栄養士法廃止阻止運動の先頭に立ち、国民から栄養士廃止法案の撤回を求める嘆願書を募り、国会にデモを行った。反対理由として、我が国には栄養問題がなくなったのではなく、むしろ、「過食による成人病が増大し、国民の栄養問題は多様化し、栄養政策は引き続き国の重要な政策である」と主張した。政府は、非感染性疾患（生活習慣病）の予防に積極的に取り組み、それを管理栄養士が担うことを約束して、結局、栄養士制度廃止案は廃案となった（写真10）。

　この栄養士制度廃止法案に対する国民運動は、栄養士は必要か否かの根本的問題を内在しながら、管理栄養士の重要性を改めて認識する契機となり、これから起こる「2000年法改正」の起爆剤になっていった。

8）学校給食と栄養教育

学校給食の歴史

　学校給食は、1889（明治22）年、山形県鶴岡の忠愛小学校で貧困児童の救済処置として始まった。その後、広島県、秋田県、岩手県、静岡県、岡山県下の一部で実施されていく。学校給食の始まりは、いわば、現在

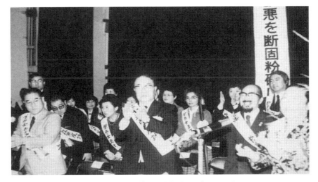

写真10　栄養士制度廃止案の阻止

の「子ども食堂」のように社会の必要性の中から誕生した。1914（大正3）年には、佐伯矩がその必要性を感じ、文部省の科学研究奨励金を得て、付近の学校の児童に学校給食を実施している。1923（大正12）年には、文部次官通牒「小学校児童の衛生に関する件」において、学校給食が奨励された。1932（昭和7）年には、文部省訓令「学校給食臨時施設方法」が定められ、国庫補助による貧困児童救済のための学校給食が実施された。1940（昭和15）年には、貧困児童のほかに栄養不良児、身体虚弱児にも広げられ、1944（昭和19）年には、6大都市の小学校児童約200万人に対し、米、みそ等を特別配給した学校給食が実施された。つまり、学校給食は、戦前から既に栄養改善運動の一部として、実施されていたのである。

　しかし、生徒全員が同じ食事を一緒に食べる現在の学校給食が国策として始まるのは、戦後からになる。ところで、戦後の学校給食の再開は、ララ物資による脱脂粉乳からだと言われるが、このことは必ずしも正しくない。ララ物資（Licensed Agencies for Relief in Asia：LARA）とは、アメリカ合衆国連邦政府の救済統制委員会が、1946（昭和21）年に設置、認可したアジア人向けの援助団体である。団体の内部には、日本への支援に抵抗があった。当時、反日運動が激しく続く中で、敵国の子どもを救うことはないとの世論があったからである。知日派のアメリカ人と母国を憂える日系人が、アメリカにおいて必死の思いで物資を集めたと言われている。1946（昭和21）年8月30日、GHQから「ララ救援物資受領並びに配分に関する覚え書」が出され、厚生省は9月20日に配分に関する計画書を返答した。そこには「国籍、宗教、政党、政派に捉われず、必要性を基準にして公平に行う」と記され、社会的弱者の施設が優先された。当時の行政官の優秀さをうかがい知ることができ、この理念が支援物資を学校に拡大されたことになる。支援は、1946年11月から1952（昭和27）年6月までに行われ、重量にして3300万ポンド（1ポンド≒453.6g）になった。そのうち食料は2522万ポンドで、中身は全乳、脱脂粉乳、砂糖、ベビーフード、乾燥果物、大豆、乾燥卵、缶

詰、小麦粉等、多彩で栄養価の高い食品であった。

　具体的に学校給食が政策として再開される発端は、1946年の夏、国際連合救済復興委員会のフーバー氏（Herbert Hoover）が来日し、GHQに進言したことであった。同年10月、GHQのサムズ大佐が実施を政府に勧告し、GHQが援助することを約束した。しかし、約束はしたものの学校給食用の食料は、国のどこにも残されていなかった。そこで、旧軍隊が持っていた缶詰とララ物資が利用されたのである。1947（昭和22）年12月、文部省、農林省（現 農林水産省）、厚生省3省から、「学童の体位向上と栄養教育の見地から、学校給食を広く行うことが望ましい」とする次官通達が出され、学校給食は正式に再開された。この通知には、学校給食は学童の体位向上並びに栄養教育の見地から行うべきとされ、このことは、今日までの学校給食の理念として引き継がれている。

　学校給食が再開された当初、食料は不足し、学校そのものが破壊されていたので給食施設もなかった。当初は、コンビーフ、ほうれん草の缶詰、トマトケチャップ等、軍用缶詰が利用されたために、ある学校ではトマトケチャップだけが提供され、丼でそれを飲むこともあった。ララ物資が放出され給食の内容も次第に良くなったが、主食の給与はできず、家庭からふかしたいもやパンが持参された。1949（昭和24）年になるとユニセフからの支援が始まり、粉乳と小麦粉が配給され、現在のパン給食の原型が出来上がっていった。当時、UNICEF（ユニセフ；国際連合児童基金）の支援を受けた学校とそうでない学校との比較が行われ、支援校の児童の身長と体重の伸びは、対照校と比べて半年で1年分伸びたとの報告がある。そして、1954（昭和29）年に、小学校から中学生を含めた「学校給食法」が正式に制定された（写真11）。

栄養教諭制度と食育基本法の制定

　その後、学校給食は、何度も縮小や廃止の議論が繰り返される中で、栄養関係者の努力により今日のような発展を遂げ、世界が高く評価するまでになった。その理由は、日本の学校給食は、飢餓や貧困から児童を

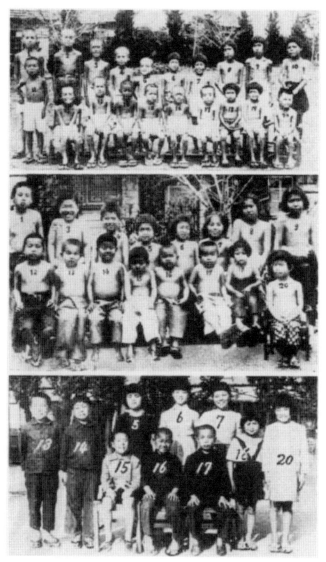

写真11　学校給食による体格の向上

学校給食によって体格がめざましく向上した児童たち。
上段：開始直後、中段：4か月後、下段：2年後（同一番号は同じ児童）

救出するために始まったのであるが、食事の提供を栄養教育の一環に位置づけ、献立を生きた教育媒体と考えたことにある（表3-7）。成長期の6年間以上、栄養バランスのよい食事を食べ続ければ、優れた食事を体現的に習得することができる。また、家庭に伝達する「給食だより」を毎週、家庭に届けることにより、その記事をネタに食卓で栄養の話がはずみ、家庭の食事が改善され、地域、さらに国全体へと拡大していった。経済の発展により、食事は豊かになり、一部欧米化していったのであるが、日本人の食事は完全な欧米食にはならなかった。学校給食が栄養バランスの優れた日本食の形づくりに役立ったのである。このような理念は2005（平成17）年の「栄養教諭制度」へと発展していった。

　栄養教諭は、児童や生徒が健全に発育するために、2005（平成17）年度に新たに設けられた教諭である。職務は、学校給食の管理と同時に、給食を生きた教材とし、子どもたちが食の自己管理能力や望ましい食習慣を身につけるための教育である。生活習慣病が増大する中、子どもへの栄養教育を強化する必要性があった。栄養士にとっては、以前から、正規な教諭として、積極的に栄養教育を実施したいとする強い思いがあり、その運動を長きにわたり指導したのが全国学校栄養士協議会の生み

表3-7　学校給食の目標

1	適切な栄養の摂取による健康の保持増進を図ること。
2	日常生活における食事について正しい理解を深め、健全な食生活を営むことができる判断力を培い、及び望ましい食習慣を養うこと。
3	学校生活を豊かにし、明るい社交性及び協同の精神を養うこと。
4	食生活が自然の恩恵の上に成り立つものであることについての理解を深め、生命及び自然を尊重する精神並びに環境の保全に寄与する態度を養うこと。
5	食生活が食にかかわる人々の様々な活動に支えられていることについての理解を深め、勤労を重んずる態度を養うこと。
6	我が国や各地域の優れた伝統的な食文化についての理解を深めること。
7	食料の生産、流通及び消費について、正しい理解に導くこと。

の親である田中信名誉会長である。文部省の検討委員会が開催された頃、「この制度の必要性を理解しているのは、中村さんと私の二人だけで、他の委員はみんな反対なのよ」と、檄を飛ばされたことを覚えている。

海外でも日本の学校給食が評価され、学校にファストフード店を開店したり、市販のお弁当を配食したり、数学や化学の先生が献立を作る国も出始めているが、これらは真の学校給食とは言わない。

参考文献

1) 山崎郁子．中医営養学，第一出版，2003
2) 太田美穂．食の近代化と栄養学．近代化と学問，p.117-33，総合研究センター，2016
3) 城戸秀倫，佐々木洋平，東 純史 他．メタアナリシスによる高木兼寛の実験航海の再検証．慈恵医大誌 **119**：279-85，2004
4) 藤原弘道．日本栄養学のあゆみ（第二部）．食生活 **54**（4）：61-86，1960
5) 佐伯芳子．栄養学者佐伯矩，玄同社，1986
6) 国民栄養協会編．栄養士法と栄養改善法．放出食糧による集団給食．日本栄養学史，p.252-8，p.213-26，秀潤社，1981
7) 大礒敏雄．栄養随想，医歯薬出版，1972
8) 藤沢良知．栄養士，管理栄養士は21世紀を支える専門職種．栄養士・管理栄養士まるごとガイド，p.8-14，フットワーク出版，2000
9) 原 正俊．栄養士制度の発展．栄養改善法から健康増進法へ，社団法人設立50周年記念誌，p.130-40，社団法人日本栄養士会，2009
10) 八鍬志郎．栄養士制度の推移．社団法人設立50周年記念誌，p.26-57，社団法人日本栄養士会，2009
11) Nehme AE. Nutritional support of the hospitalized patients-the team concept. *JAMA* **243**：1906-8，1980
12) 早野貴文．栄養士法のルーツと管理栄養士・栄養士の明日．日本栄養士会雑誌 **62**：3-11，2019
13) 中村丁次．第1回 食事の近代化と栄養．臨床栄養 **134**：115-8，2019

4章　人間栄養学への変革

1）人間栄養学と細谷憲政

　食料不足や主食偏重による栄養不良状態を解決した時、我が国の栄養は、今後の研究、教育、さらに実践の方向性を失った。つまり、将来の展望が立てられなくなっていた。食事の簡便化、欧米化等に伴う過食、肥満、生活習慣病が問題にされつつあったが、このことは運動不足と過食による個人の生活習慣上の問題で、社会全体で取り組むほどの問題ではないと考えられていた。非感染性慢性疾患をあえて「生活習慣病」と言うことにより、「悪いのはあなたの生活習慣で、国家的課題ではありません」と暗に言われていたのである。肥満や生活習慣病の弊害を訴える専門家はいたが、そのことを真正面から研究する者はわずかであった。栄養学や栄養士の不要論を口にする有識者も現れ、栄養士の資格は花嫁道具の一部に考えられるようになりつつあった。

　「栄養士と結婚する花婿は、おいしい料理が食べられて健康になれる幸せ者だ」と、結婚式のスピーチでよく聞かされた。栄養士養成の教員からも、全ての主婦に栄養士の資格を取らせれば、家庭から栄養改善ができると、専門職教育としての役割を放棄する意見まで出る始末だった。栄養学の学問的意義や栄養士の職業的評価を低く見る根底には、栄養問題は、結局、貧困と食料不足が原因なので、国が豊かになれば自然に解決されるという考えがあった。確かに従来、世界の栄養問題は、南半球の発展途上国に集中し、貧困が最大原因であった。

栄養問題の多様性

　一方で、栄養問題は、単純な経済問題だけでは解決できない状況になりつつあった。豊かになれば過食による過剰栄養による肥満、さらに糖尿病、循環器疾患等の慢性疾患が多発し、そのことは医療費を増大させ、国家の財政にまで影響を与えることが明らかになってきたからである。さらに豊かな欧米先進諸国にも、病人や高齢者、さらに若年女性には食料不足に依存しない新たな低栄養問題が出現した。特に、1970年代以降、欧米先進諸国で傷病者の低栄養 (hospital malnutrition、disease related malnutrition) が社会問題になってきた。我が国においても、病院や福祉施設に入院または入所して、栄養士が作った献立の食事が提供されている傷病者や高齢者の中から、栄養不良者が出現している実態が明らかになった。当時は、傷病者や高齢者が実際にどれだけ食べたのかをモニタリングし、栄養状態に応じた栄養ケアを行うシステムが構築されていなかった。このような状態が放置されると、手術や薬物療法の治療効果が低下し、介護度は増大し、さらに入院日数も増加し、結局、医療費や介護費を増大させることがわかってきたのである。

人間栄養学の誕生

　ところが当時、我が国の多くの栄養関係者は、このような栄養問題の多様化、複雑さに対応すべき方法論を見つけることができなかった。この時、救世主のごとく登場したのが細谷憲政東京大学教授 (当時) である。細谷憲政は、栄養の消化・吸収に関する基礎研究者の第一人者であったが、栄養の課題を栄養素の入り口の問題から、体内動態まで拡大して、血液検査や尿検査などの生化学的手法を用いて、人体の栄養を総合的に評価・判定しなければならないと主張した。つまり、人間の健康増進、さらに疾病の予防、治療には、栄養素の体内動態を個体レベル、臓器・組織レベル、細胞レベルで明らかにし、その状態を改善することを「人間栄養学 (Human Nutrition)」という包括的概念で表現したのである。したがって、食品や食事の評価は、従来のように、単に含有される

栄養素の内容で決めるのではなく、栄養状態が改善できる能力によって決定すべきだと言った。つまり、食料不足を原因とした栄養不良はリスクが食物側にあり、食物の供給、食品選択、献立等の改善により問題は解決できるが、肥満や生活習慣病、あるいは傷病者や高齢者の栄養不良は、人間の消化・吸収、代謝の異常に原因があり、人間側にリスクがあるため、人間から栄養を考えなければならなくなった。

2）人間栄養への取り組み

細谷憲政先生との出会い

　私が、最初に細谷憲政先生に出会ったのは、1977（昭和52）年、ソウル・梨花女子大学で行われた「Regional Workshop on Nutrition Policy and Supporting Program」であった。アジアを中心とした国々から2〜3人の専門家とFDA（アメリカ食品医薬品局）、WHO（世界保健機関）、UNICEFが参加し、ワークショップを2週間、大学のInternational Houseで、寝食を共にして行った。会議の目的は、「栄養欠乏症で苦しむアジア、アフリカの子どもたちをどのように救うのか」であり、本格的なワークショップに参加したのは初めてであった。午前中は基調講演と全体会議、午後はテーマごとのグループ討議、夕方から夜中にかけて報告書の作成という過酷なスケジュールをこなさなければならず、議論の複雑さと英語のストレスの嵐の中で疲れ果て、最後は血尿まで出てしまった。その上、部屋に戻ると、細谷先生が毎晩のようにウイスキーを片手に来室され、「中村君、これからは人間栄養学だよ」と、一方的に長い長い話をされた。しかし、私は、浅学であったし、当時の日本の栄養問題や栄養学研究がどのような状況にあるのかも知らなかったので、正直なところよくわからなかった。

　そもそも、人間のために栄養学をするのは当たり前で、あえて「人間栄養学」などと言わなくてもよいのではと思っていた。しかし、10年くらい経過した頃から、次第にその意味が理解できるようになった。それ

は、栄養学が最終的には人間の健康を保持・増進し、疾病の予防、治療に貢献するのは間違いないが、そのことを可能にするアプローチの仕方を、食物から人間を中心にすべきだとの主張なのである。食事を調査し、栄養素等摂取量を計算し、栄養所要量と比較して問題点を明らかにし、栄養指導する従来の方法は、摂食不足と過食が混在し、疾病や加齢など内的因子が複雑に関与する栄養不良が発現しつつある現在には限界があり、もっと人間に寄り添い、人間を起点とした新たな栄養学の研究、教育、さらに実践を構築することが必要だと主張されていたのだと、私なりに理解した。細谷先生の話を理解するのに10年かかったと話すと、某著名な学者から、「それは早い。一般には20年かかる」と言われた。

海外研修

人間栄養学をさらに学ぶために、1993 〜 1996（平成5 〜 8）年にかけては、細谷先生を団長として20 〜 30人の有志と、毎年のようにアメリカやオーストラリアに研修に出かけていた。オハイオ大学、スタンフォード大学、サンタクララバレーメディカルセンター、ミネソタ大学、メイヨークリニック、シドニー大学等で見学、研修を行った（写真12）。この研修で学んだことは、栄養学の研究・教育は、医学部の生化学や公衆衛生学の中で行われ、管理栄養士の仕事場は、厨房や事務所ではなく病棟であり、医師、看護師、薬剤師と同様に医療職種として養成されていることであった。病棟の管理栄養士は、他職種と連携しながら臨床栄養の実践と研究を行い、急性期病棟には栄養サポートチーム（NST：Nutrition Support Team）が存在していた。研修先では毎回、山のような資料が配られ、講義内容も難解で凝縮されていたが、新鮮かつ衝撃的で、細谷先生と二人で「これは日本の栄養界に黒船が来るぞ」と叫んでいた。

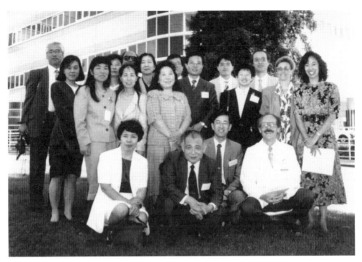

写真12　サンタクララバレーメディカルセンターの研修メンバー
（筆者は後列右から3人目）

栄養所要量から食事摂取基準へ

　1997（平成9）年、モントリオールで開催された国際栄養学会議で印象的なシンポジウムに参加した。アメリカとカナダから、当時の「栄養所要量」を改正して、世界共通の「食事摂取基準」を設定しようという大胆な提案があった。シンポジウムでは、その意義や方法に関する活発な議論が行われた。半年後、細谷先生が「米国食事摂取基準の検討委員会」の座長であったヤング博士（Vernon Young）を日本に呼び、少数の参加者による非公開の会議が行われた。従来の栄養所要量は、栄養欠乏症を予防するための推奨量であったが、過剰栄養の問題やサプリメントからの栄養素の過剰摂取問題が出現していたことから、欠乏症にも過剰症にも適応できる基準値を定めることの必要性を聞かされた。しかし、個人やある限られた集団に対して適正な基準値を決定することは困難であることから、科学的エビデンスに基づいた推計学を用いて、確率論的に欠乏症や過剰症のリスクを低減させる参考値（reference）として示すことが提案されたのである。現在の「日本人の食事摂取基準」の原点である。

この会議で、ヤング博士が述べた印象深い言葉がある。「世界中で著名な栄養学者は多く存在し、それぞれの栄養素の専門家はいるが、結局、人間は、何をどれだけ食べればよいのかという総合的な質問に答えられる者はいなかった。これは、これからの栄養学研究の大きな問題だ」

3）「21世紀の管理栄養士等のあり方検討会」の発足

　日本にも、欧米のように人間栄養学を中心とした研究、教育の必要性は、徐々に広がり、その理念に共感する人々が現れ、新たな学会が誕生してきた。

　1980（昭和55）年に、医師を中心に「日本臨床栄養学会」が誕生し、翌年1981（昭和56）年には、臨床栄養を実際に担う医師、管理栄養士を中心に、医師と管理栄養士の連携を基に「日本臨床栄養協会」が誕生した。一方、外科領域では手術侵襲に伴う栄養補給に関する検討が始まり、1998（平成10）年、日本静脈・経腸栄養研究会を基に「日本静脈経腸栄養学会（JSPEN、現　日本臨床栄養代謝学会）」が発足し、同年に内科学を中心に「日本病態栄養学会」が発足した。

臨床栄養師の必要性

　欧米で研修を受けた医師と管理栄養士たちは、欧米のように病棟に常駐する臨床栄養師の制度を作ることの必要性を強く感じ、あらゆる機会を介して欧米の情報収集と日本での啓蒙、啓発のための研修会を繰り返した。学会では、欧米の栄養学者や臨床栄養師の招待講演を行った。東京と大阪を中心に、「栄養療法（nutrition therapy：NT）研究会」を立ち上げ、月1回のペースで勉強会も繰り返した。勉強会で参考にしたのはアメリカ静脈経腸栄養学会（American Society for Parenteral and Enteral Nutrition：ASPEN）の認定栄養補給専門栄養士（Nutrition Support Dietetics）のコアカリキュラムであり、そのテキストを参考にした（写真13）。そして、このテキストを参考に、我が国で最初に書いた

人間栄養学の成書が「臨床栄養管理」である（写真14）。

　栄養療法（NT）研究会を中心に、栄養アセスメントや栄養補給法に関する研究、研修が活発に行われるようになり、研究会での議論が進む中、調理、献立と一般的な栄養指導は栄養士が担当し、対象者の栄養状態の評価、判定に基づいた栄養管理及び指導ができる臨床栄養師を作るべきだとの結論に至った。

　1994（平成6）年9月2〜4日、厚生省茜荘に、「臨床栄養師制度に関する検討会」と称して有志が集まり、3日間、徹夜で議論した（写真15）。集まったメンバーは、アメリカ、オーストラリアでの海外研修者、NT研究会のメンバー、臨床栄養活動に積極に取り組んでいる者、さらにアメリカに留学して臨床栄養業務を担当していたアメリカ登録栄養士（RD）であった。細谷先生と私が中心となり、「臨床栄養師制度」の試案を作成して「栄養日本増刊号37（12）」に発表した（写真16）。細谷先生は、日本臨床栄養学会理事会に、学会認定の資格制度として「臨床栄養師」の創設を要望した。しかし、理事会での議論は紛糾して、結局、意見をま

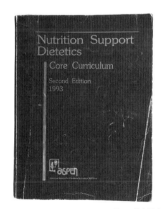

写真13　アメリカの認定栄養補給
専門栄養士のテキスト
Gottschlich MM,
Matarese LE, Shronts EP. Nutrition Support
Dietetics Core Curriculum,
Second Edition 1993, ASPEN, 1993

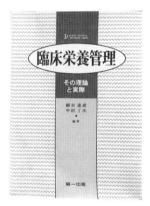

写真14　栄養療法研究会のテキスト
細谷憲政, 中村丁次編, 臨床栄養管理
その理論と実際、第一出版、1997

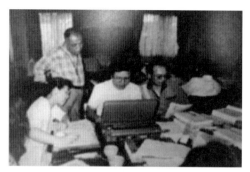

写真15　臨床栄養師制度が検討された茜荘会議
（1994年9月）

とめることができず棄却された。臨床栄養師を作ることの意義や業務内容が多くの理事には理解されなかったのである。当時の役員は、生理・生化学、循環器、母子、小児、代謝、外科の医師、及び農学者であり、それぞれの領域で栄養に学問的興味を持っていた。しかし、臨床現場における栄養食事療法の専門職を養成することの意義は十分理解できていなかったのだと思う。我が国の栄養学研究は、農学や家政学が中心になっていたので、臨床の専門

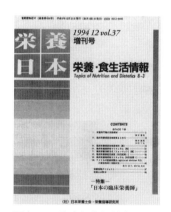

写真16　臨床栄養師制度が掲載
された「栄養日本増刊号」
（37巻12号、1994）

職の養成は学会の仕事ではないとの意見もあった。検討委員会委員長の五島雄一郎東海大学学長（当時）と細谷先生と私は、夢が幻に終わったと落胆した。しかし、今、考えれば、この挫折とここまで来た運動が、その後に起こる2000年法改正の助走となったことは間違いない事実であり、この運動に参加したメンバーが、例えば、足立香代子 臨床栄養実践協会理事長のように、その後の日本の人間栄養や臨床栄養のリーダーになっていった。

ところで、臨床栄養師制度の議論をする中で、頻繁に出た話題が臨床における役割と業務である。従来のような治療食の献立と調理をするのなら、それは臨床業務とは言えないし、あえて新たな資格を作る必要もない。具体的な業務と役割がない研修は、かつての「全国病態栄養学研修会」のように挫折する危険性が高い。議論した結果、到達したのが「患者の栄養状態の評価、判定に基づいた栄養管理」という概念である。病院給食でも、従来から栄養管理という言葉はあったが、この場合、献立に含有される栄養素の管理であった。新たな臨床栄養管理とは、人間の栄養状態を良好にするための栄養管理であり、対象者の栄養状態を改善することを目標に、食事療法や栄養補給、さらに栄養教育を実施する業務である。このことが、まさに人間栄養学を具現化した姿であった。

　このように考えると、今後、まず学ばなければならないことは、栄養状態を評価、判定する「栄養アセスメント」だという結論に達した。1993（平成5）年頃より、厚生労働省、国立栄養研究所、聖マリアンナ医科大学病院等の有志が数人集まり、自主的な勉強会を始めた。内容は、分厚いギブソン（Rosalind Gibson）の "Principles of Nutritional Assessment" の解読であった。今までに経験したことがない新たな栄養の世界が広がり、興奮して読んでいったのを覚えている。実は、この時のメンバーが、2000年法改定の影の立役者になっていった。この本を参考に、私は、日本栄養士会栄養指導研究所の機関誌「栄養・食生活情報」に我が国で初めて「栄養アセスメント」の総説を執筆した。栄養状態の評価、判定には栄養素等摂取量だけではなく、身体構成、臨床検査、自他覚症状から、総合的に行うことが必要だと主張した。

検討会の提言

　このような背景を基に、1997（平成9）年、「21世紀の管理栄養士等のあり方検討会（座長：細谷憲政）」が厚生労働省に設置された。この時、細谷先生が「学会は見捨てたが、厚生労働省が作ってくれるそうだ」とうれしそうに話したのを覚えている。同検討会には、多様な分野の代表

者（表4-1）が参加し、広範囲な議論を1年間行い、次の内容がまとめられた。

「生活習慣病対策が国民の健康問題の大きな課題となっている。生活習慣病の発症と進行を防ぐためには、食生活改善が重要である。栄養指導には、栄養評価・判定に基づく高度な専門知識・技能が求められているが、現行の管理栄養士等は主に給食管理に携わっており、栄養評価・判定に基づく傷病者への栄養管理等に携わっている者が少ない。欧米では、栄養士は慢性疾患等の疾病の予防から治療に至るまでの業務をこなす「人」を対象とする栄養専門職種として位置づけられていることから、我が国においても、管理栄養士等のあり方を総合的に見直していくことが必要である」。

表4-1　21世紀の管理栄養士等あり方検討会名簿

（五十音順）

	香 川 芳 子	女子栄養大学長
	金田麻里子	多摩立川保健所長、前都庁高齢保健課長
	木 元 教 子	評論家
	小 池 昭 彦	前日本医師会常任理事（第1～7回）
	五 島 孜 郎	東京農業大学名誉教授
	櫻 井 秀 也	日本医師会常任理事（第8回以降）
○	尚　　弘 子	放送大学教授、NHK経営委員、元沖縄県副知事
	清 野　　裕	京都大学医学部教授
	寺 本 成 美	国立長崎中央病院長
	中 坊 幸 弘	京都府立大学教授
	中村壽美子	食のジャーナリスト代表、前日本テレビチーフプロデューサー
	中 村 丁 次	聖マリアンナ医科大学横浜市西部病院栄養部長
	藤 沢 良 知	実践女子短期大学教授
	藤原満喜子	上越市助役
◎	細 谷 憲 政	東京大学名誉教授
	松 本 和 興	東京栄養食糧専門学校長
	水 間 正 澄	昭和大学医療短期大学理学療法学科教授
	武 藤 泰 敏	椙山女学園大学教授

（◎座長　○座長代理）

つまり、臨床栄養師をつくる以前に、機能不全に陥っている管理栄養士の制度を立て直すことが必要で、管理栄養士は、人間栄養学に基づいて教育、養成されるべきであり、その役割は、人間の栄養状態を改善することにあり、その方法にはマネジメントシステムを導入した対人業務を行うべきであると結論づけたのである。具体的には、多様で複雑な栄養状態を持つ対象に対して栄養状態の評価、判定を行い、適正な食事、栄養補給、さらに栄養教育を計画、実施して、その成果をモニタリング、再アセスメントを行い、栄養状態を改善する栄養ケア・マネジメントの導入である。

4）2000年法改正後の改革

　検討会の審議が進む中で、管理栄養士制度の枠組みをどのようにすればよいのか、さらに、栄養士法は議員立法なので、国会議員を説得して国会で承認してもらうにはどうすればよいのか？　日本栄養士会も巻き込み何度も検討が行われた。今回の改正では多くの国会議員、行政官の協力により実現できたのであるが、特に忘れられないのは、厚生労働省の根本匠副大臣（当時）（2018年から厚生労働大臣）である。何度も相談させていただき、管理栄養士の問題点や日本栄養士会からの要望の論点整理をし、1999（平成11）年7月16日、「根本メモ」として示された。優秀な法令の専門家に相談したら、これならいけそうだということであった。

　つまり、管理栄養士の業務を明確にして「登録」から「免許」の制度にして、個別的・対人的栄養指導により業務独占的効果が上がるようにすること、さらに、診療報酬にも栄養指導料が算定されるように改善することであった。そのためには新たに人間栄養学に基づいた教育、養成と国家試験の合格が必要になった。これらのことは、その時の「2000年法改正」により全て実現できた。

1999（平成11）年7月21日、各都道府県から代表団が送られ、東京・ホテルオークラにて、「栄養士法改正総決起大会」が開催された（写真17）。会場は、約500人の参加者で埋め尽くされ、熱気あふれる中で、ほぼ、全ての国会議員が挨拶に来て、栄養士法改正への決議表明をしてくれた。

　2000（平成12）年3月15日、「21世紀の管理栄養士等のあり方検討会」の報告を受けて第147国会衆議院厚生委員会にて、栄養士法改正案

根本メモ

　　　　　　　　　　　　　　　　　　　　　　　　　　　1999年7月16日

1．昭和37（1962）年の管理栄養士導入以来
　　栄養士免許、管理栄養士登録
2．その後、管理栄養士の役割や資格取得要件は、免許にふさわしい社会的実態になった
　　①集団給食の指導から、個別的・対人的かつ専門的栄養指導になった。
　　②管理栄養士の業務が業務独占的効果を上げる。
　　　診療報酬で管理栄養士による栄養指導料が算定可
　　③管理栄養士取得に国家試験合格が必須になった。
3．業務範囲の不明確さが解消
4．法文と実態とのかい離が拡大し、社会的混乱が発生

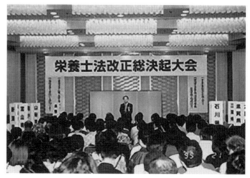

写真17　栄養士法改正総決起大会
東京 ホテルオークラにて（1999年7月21日）

が議論され（表4-2）、4月7日、第147次通常国会にて「栄養士法一部改正、公布〔2002（平成14）年4月1日施行〕が承認された。

　管理栄養士が登録制から免許制になり、受験資格の見直しが行われ、管理栄養士の新たな定義と業務が明確にされた（表4-3）。従来からの調理、献立と一般的な栄養指導は栄養士が、対象者の栄養状態の評価、判定に基づいた栄養管理及び指導は管理栄養士が行うこととなり、業務の明確化が図られた。病院や施設での業務は、従来の給食管理のみならずカテーテルによる栄養補給も含めた総合的な臨床栄養管理へと進展したのである。

　管理栄養士を養成するカリキュラムも全面的に改正され、生理学、生化学、解剖学、病理学、臨床栄養学などの医学教育が重視され、臨地実習の内容も対物業務から対人業務の実習が重要視された。

表4-2　栄養士法改正案

　生活習慣病の発症と進行を防ぐには食生活の改善が重要であることをかんがみ、管理栄養士制度の見直しを講じる。
　①管理栄養士を傷病者に対する療養のために必要な栄養の指導等を行う者と位置付ける。栄養の指導に当たっては主治医の指導を受けること。
　②管理栄養士の資格を登録制から免許制にすること。
　③管理栄養士の受験資格を見直し、管理栄養士としての知識及び技能の一層の高度化を図ること」

表4-3　管理栄養士の定義

　管理栄養士とは、厚生労働大臣の免許を受けて、管理栄養士の名称を用いて、傷病者に対する療養のため必要な栄養の指導、個人の身体の状況、栄養状態等に応じた高度の専門的知識及び技術を要する健康の保持増進のための栄養の指導、特定多数人に対して継続的に食事を供給する施設における利用者の身体の状況、栄養状態、利用の状況等に応じた特別の配慮を必要とする給食管理及びこれらの施設に対する栄養改善上必要な指導等を行うことを業とする者をいう。

栄養改善法から健康増進法へ

　2002（平成14）年、「栄養改善法」が廃止され、「健康増進法」が制定された。健康増進法は、生活習慣病予防対策が中心になり運動、禁煙、ストレス管理等を含めた総合的な健康づくりの一環として、栄養問題は取り扱われることになった。健康増進法では、特定給食施設に管理栄養士を置かなければならず、特定給食施設以外においても、栄養士または管理栄養士を置くように努めなければならないとされ、栄養管理基準が定められた。この中では、栄養士法改正の趣旨に沿って、対象者への栄養アセスメントを用いた栄養状態の評価や食事の品質管理の重要性が述べられたのである（表4-4）。

管理栄養士業務の変化

　「2000年栄養士法改正」により、医療、福祉における管理栄養士の役割は大きく変化した。病院や福祉施設における栄養管理は、献立の栄養管理から傷病者の栄養管理へと変わった。つまり食物に含有されるエネ

表4-4　健康増進法施行規則における栄養管理基準

（栄養管理の基準）

第9条　法第21条第3項の厚生労働省令で定める基準は、次のとおりとする。

一　当該特定給食施設を利用して食事の供給を受ける者（以下「利用者」という。）の身体の状況、栄養状態、生活習慣等（以下「身体の状況等」という。）を定期的に把握し、これらに基づき、適当な熱量及び栄養素の量を満たす食事の提供及びその品質管理を行うとともに、これらの評価を行うよう努めること。

二　食事の献立は、身体の状況等のほか、利用者の日常の食事の摂取量、嗜好等に配慮して作成するよう努めること。

三　献立表の掲示並びに熱量及びたんぱく質、脂質、食塩等の主な栄養成分の表示等により、利用者に対して、栄養に関する情報の提供を行うこと。

四　献立表その他必要な帳簿等を適正に作成し、当該施設に備え付けること。

五　衛生の管理については、食品衛生法（昭和22年法律第223号）その他関係法令の定めるところによること。

ルギーや栄養素の調節から、人間の栄養状態や健康状態の栄養管理へと変化した。

　従来、病院食は特別治療食と一般食に分類され、特別治療食は患者個々に医師の食事箋に基づいて作成され、一般食は入院患者を一つの集団と考え、その集団特性を基に加重平均栄養推奨量が算出され、その量を満たす献立が作成され、集団的調理法により食事が提供された。また、治療食の対象者においても、疾病治療を目的にした栄養基準量であったために、患者さんの栄養状態は評価されず食事が提供されていた。そのために、疾病ストレスにより栄養必要量が増大した患者においては、治療食の実施によって低栄養となった。また、疾病の症状や薬物の副作用として味覚が変化し、食欲が低下した患者は食べ残して、さらに栄養状態を悪くした。つまり、当時の病院や福祉施設における給食制度は、傷病者や障害者、個々の栄養状態を改善する仕組みにはなっていなかったのである。その結果、種々の栄養不良が出現し、医療や介護の質を低下させる誘因になっていた。

　このような問題を解決するために、2005（平成17）年、介護保険に管理栄養士による「栄養ケアマネジメント加算」が初めて認められた。この成果は、2006（平成18）年の診療報酬改定時には「栄養管理実施加算」へと発展した。当時、栄養管理は全ての入院患者に必要であり、実施する予定であったが、管理栄養士が臨床栄養管理の技術を習得することが間に合わなかったこともあり、結局、実施した対象者のみへの報酬となった。2012（平成24）年には、全ての入院患者に実施するために「栄養管理実施加算」は廃止され、栄養管理が入院基本料の算定要件に包括化された。全入院患者に対する臨床栄養管理が義務づけられたのである。

　なお、介護保険における「栄養マネジメント加算」は、障害者施設においても認められるようになった。

NSTの発足

2010（平成22）年には、急性期の患者において、管理栄養士だけでは栄養管理が困難な傷病者に対して多職種協働による「栄養サポートチーム（NST）加算」が認められた。チーム医療の概念は、単に栄養管理に限らず褥瘡、糖尿病、腎臓病、がん等の治療においても実施されていった。保健の領域では、生活習慣病予防の観点からハイリスク者への指導が必要となり、メタボリックシンドローム対策が2008（平成20）年に特定健診・特定保健指導として始まり、管理栄養士は、医師、保健師と共に参画することになった。

2000年の法改正以来、わずか10年の間に、管理栄養士は生活習慣病の一次予防である保健、二次予防としての医療、三次予防としての福祉の領域の全てに専門職としての業務が位置づけられた（図4-1）。いわば「日本の栄養（Japan Nutrition）」のブランドデザインが出来上がったのである。人間栄養学に基づいた栄養政策を展開すべき「2000年法改正」は、管理栄養士の教育、業務、さらに社会的評価に対する大きな変革であり、我が国の栄養が欧米先進国と肩を並べるに至った大事業でもあった。そして、人間栄養学は、その後、公衆栄養学、応用栄養学、さらに栄養教育論にも影響を与えることになる。

図4-1　管理栄養士の使命

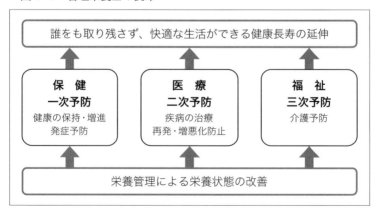

5) 栄養管理と栄養ケアプロセス

　人間栄養学の発展により、臨床領域における栄養の評価は、個々の疾患に対する食事療法を発展させて、薬物療法や外科療法を補助するだけではないことがわかってきた。傷病者の栄養状態の改善は、薬物や外科療法の治療効果を上げ、疾病の増悪化や合併症の出現を抑制し、入院日数を減少させ、さらに医療費や介護費の増大を抑制することが明らかになった。従来、病院で行われてきた栄養管理とは、病院食の栄養管理であり、その目的は、食事に含有される栄養素を適正に管理することであり、栄養管理は給食管理の一部であった。つまり、入院患者個々の栄養状態が評価、判定されないままに、食事が提供されていた。患者の栄養状態を改善する栄養管理ではなかったのである。

NCPの導入

　1990年頃より、世界中で、栄養状態の評価、判定法、栄養補給法、さらにチーム管理の意義や方法の議論が起こり、臨床栄養管理の必要性が叫ばれた。しかし、その方法は各医療機関や国家間で異なり、混乱状態が続いていた。このような状況の中で検討されたのが、栄養管理におけるマネジメントケアの導入である。1998年、アメリカの栄養と食事のアカデミー（Academy of Nutrition and Dietetics：AND）（元 アメリカ栄養士会）のフィッツ会長（Polly Fitz）は、Health Services Research分野に栄養管理に関する専門委員会（task force）を立ち上げ、2001年から栄養管理に関する本格的な検討を始めた。2003年、ANDは、その成果を基に栄養ケアプロセス（Nutrition Care Process：NCP）の導入を正式に決定し、その内容を機関誌に発表した。

　NCPは、人間の栄養状態を改善するための「質の高い栄養管理システム」であり、下記の内容から構成されている。

　①栄養アセスメント（Nutrition Assessment）

　②栄養診断（Nutrition Diagnosis）

③栄養介入（Nutrition Intervention）

④栄養モニタリングと評価（Nutrition Monitoring and Evaluation）

　つまり、対象者の栄養状態の評価、判定から始まり、介入計画を策定し、実施し、その結果をモニタリングして再評価し、さらに介入を続けるサイクルにした。我が国でも、この方法が導入され、2005（平成17）年の改正介護保険に「栄養ケア・マネジメント」として展開された。

国際標準化の提案

　ANDは、NCPをさらに国際標準化にすることを2005年に提案し、この年の8月23〜24日、シカゴのAND本部で「食事療法の標準化に関する国際会議（International Meeting on Standardized Language for Dietetics）」を開催した（写真18）。会議のメンバーは、アメリカ、カナダ、イスラエル、オーストラリア、英国、日本の代表から構成され、日本からは私が参加した。会議では医療制度、病院食や栄養管理の位置づけ、実施方法、教育・養成制度、さらに各国の栄養状態や栄養問題等に関

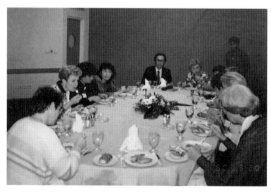
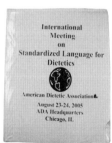

写真18　食事療法の標準化に関する国際会議メンバー、2005

出席者
1 オーストラリア Sandra Capra　　2 カナダ Marsha Sharp
3 イスラエル Naorria Trostler　　4 日本 中村丁次　　5 オランダ Jose Tiebie
6 英国 Judith Catherwood　　7 WHO Randa Jarudi Saadeh　　8 NCHS David Berglund
9 国際医療用語集(SNOMED) Debra Konicek　　10 アメリカ

して、活発な議論が行われた。なかでも、多くの時間をかけたのが「栄養診断」の導入であった。

それは、「診断」は、治療に対する責任が伴うので、医師だけに許されている行為であるという認識が強く、アメリカを除いた国々では慎重に進めるべきだとの意見が強かった。私も、日本の現状を話し、今すぐにNCPを導入することはできず、とりあえずアメリカで用いられているテキストの翻訳本を発行することを約束した。結局、会議の合意として2008年、横浜で開催される国際栄養士会議（ICD）で、NCPに関するシンポジウムを行い、今後、参加国は国際栄養士連盟（International Confederation of Dietetic Association：ICDA）を軸に、それぞれの国でNCPの教育、普及に努めることで合意した。

6）栄養診断の意義と方法

NCPは、質の高い栄養管理を提供するためのシステムアプローチであり、栄養管理の方法の枠組み（framework）を標準化したものである。実施に当たっては、個々の対象者別に作成することになり、すべての患者・クライエントに同じ栄養・食事療法が実施されるものではない。患者・クライエントが持つ個々のニーズと特徴を考慮して、科学的根拠（evidence）に基づいて行うことが必要になり、そのカギを握るのが栄養診断（Nutrition Diagnosis）である。

栄養診断の定義

栄養診断は、栄養アセスメントを基に対象者の栄養状態を診断することであり、栄養介入により解決、改善すべき特異的な課題を明確化することでもある。つまり、栄養アセスメントが、食物・栄養に関連した履歴、生化学データ、臨床検査と手順、身体計測、身体所見、治療歴等、各項目をそれぞれ評価するのに対して、栄養診断は栄養アセスメントの個々の評価を基に総合的な評価と判定を行うことになる。例えば、医師

が、それぞれの患者の問診、身体所見、自他覚症状、さらに臨床検査等を総合的に評価して、最終的に「〇〇病」と病名を診断するように、栄養診断は、標準化された基準により、栄養状態を一言で表現をすることである。疾病に国際的な診断基準があるように、栄養診断は、栄養状態の判定に国際的な基準を作成したと言える。このようにすれば、栄養管理における専門職間のばらつきを最小限にすることができ、診断名を聞けば、瞬時にその状態を理解することができ、解決すべき栄養の課題を客観的に判断することもできる。

　注意する点は、栄養診断が医師の行う医療診断 (Medical Diagnosis) とは異なることである。つまり、栄養診断は、栄養領域に限定された状態や現象を診断することで、栄養療法の介入により改善できることが前提になる。例えば、「エネルギー・たんぱく質欠乏症」や「脚気」は、医師が行う病気の診断であるが、栄養診断は、栄養状態の診断であり、エネルギーやたんぱく質あるいはビタミンB_1の摂取不足状態が存在し、栄養素の摂取量を増加させると栄養状態の改善が期待できる場合に、「エネルギー・たんぱく質不足状態」や「ビタミンB_1不足状態」と栄養診断することになる。

　ANDは70種に及ぶ栄養の診断の領域と定義 (表4-5) を作成し、診断基準は次の3つの項目から構成される。

①摂取量：食物や栄養素が、実際の必要量や推定必要量に比べて過剰か過少な摂取状態

②臨床栄養：病態や身体状態に関係した栄養問題

③行動と生活環境：対象者の知識、態度、信念、身体を取り巻く環境、食物のアクセス、食物の安全性の問題

7) 栄養診断の記述と栄養介入、モニタリングへの展開

PESと栄養診断

栄養診断は、標準化されたPESの方法で記述する（表4-6）。

PESのP（Problem or Nutrition Diagnosis Label）とは、問題や栄養診断の表示を示し、患者やクライエントが改善すべき内容をいい、E（Etiology）とは栄養状態を悪化させている原因や誘因を示し、S（Sign/

表4-5　栄養診断の領域と定義

摂取量	NI（Nutrition Intake）	NI-1〜5まであり、エネルギー・水分・栄養素等に細分化される
臨床栄養	NC（Nutrition Clinical）	NC-1〜3まであり、機能的・生化学的・体重に細分化される
行動と生活環境	NB（Nutrition Behavioral/ environmental）	NB-1〜3まであり、知識と信念、身体の活動と機能、食の安全と入手に細分化される
その他の栄養	NO（Nutrition Others）	NO-1.1のみで、現時点では栄養問題なしとされる

表4-6　Nutrition Diagnosis：栄養診断の記述

PESに栄養診断の記述
  （P）Problem or Nutrition Diagnosis Label
      問題点や栄養診断の表示
      患者やクライエントの栄養状態の中で、修正すべき内容
  （E）Etiology
      原因/関係している危険因子
        →　栄養介入（計画と実施）
  （S）Sign/Symptoms
      対象者の症状や徴候であり栄養診断を行うための栄養アセスメント上のデータ
        →　栄養モニターと評価
  記載方法：「Sの根拠に基づき、Eが原因や関係した、Pと栄養診断できる」

Symptoms)とは、対象者の症状や徴候であり、栄養診断に導く栄養アセスメント上のデータである。栄養アセスメントは、Sの中に含まれて、これらの項目を総合的に評価することにより栄養診断を行うことになる。したがって、栄養診断は、「Sの根拠に基づき、Eが原因や関係した、Pと栄養診断できる」と一文により記述する。このように表現すれば、医療関係者は、栄養診断の根拠や栄養状態を悪化させた要因を共通して理解でき、栄養管理上最も重要な栄養障害の内容を知ることができ、プライオリティの高い栄養管理が実施できることになる。

　例えば、摂取量が減少しやせてきた患者さんに対して、栄養アセスメントにより「4週間の摂食率は少なく、体重は5kg減少している」という徴候であるSがわかる。ところが、これでは「何が原因で摂取量が減少したのか」を知ることができない。つまり、介入計画が立たないのである。そこで患者さんからの問診や観察を進めて、合わない入れ歯と便秘による食欲低下により摂取量が減少することがわかり、PESの記述では、Sが栄養アセスメント、Eがその原因や誘因、Pが栄養診断名となり、下記の記述になる。

　栄養診断名は、「NI-2.1経口摂取量不足」と記載することができ、PESによる記載は「4週間の摂食率が平均3割減少し、体重が5kg減少していることから(S)、合わない入れ歯と便秘に基づく食欲低下による(E)、経口摂取量不足である(P)」となる。

栄養介入

　次の過程である「栄養介入」では、Eを解決するために食事や栄養補給をどのように修正、改善すべきかの栄養計画を策定することになる。栄養計画には、治療上の計画(therapeutic plan)と教育上の計画(educational plan)があり、対象者の状態とニーズに合わせた適切な栄養介入の計画を作成することが必要になる(表4-7)。栄養計画は、①食物・栄養提供、②栄養教育、③栄養カウンセリング、④栄養ケアの調整の4つの構成からなる。

表4-7　栄養介入計画作成の注意点

1	介入における優先順位を決める。
2	科学的根拠に基づくガイドラインを参照する。
3	期待される介入成果を設定する。
4	対象者、介護者と話し合う。
5	栄養介入計画と方策を明確にする。
6	ケアに要する時間と頻度を明確にする。
7	必要なツールを確認する。

モニタリングと再アセスメント

　最後の過程となるモニタリングや再アセスメントでは、栄養診断の根拠となったSが改善されたか否かを評価することになる。つまり、栄養アセスメントで用いた症状/徴候や検査項目を評価して、栄養介入により、これらがどの程度変化したかを判定する。この場合、対象者の改善状態を数量化することが重要なポイントになる。モニタリング項目が改善している場合には、栄養治療が計画通りに実施されて、栄養状態を悪化させた原因や要因が改善に向かっていると評価できる。しかし、改善されていない場合は、なぜ改善しないかを再検討し、最初の過程に戻り、再アセスメントを行う。この場合、栄養診断の根拠になった栄養アセスメントが改善していながら、原因が改善しないとしたら栄養介入での治療計画が不適正であり、計画の変更を検討する必要がある。このようにして、マネジメントサイクルを回転させることにより、栄養状態を徐々に改善していくことが、臨床栄養管理の方法となる。

8) 細谷憲政のラストメッセージ

　2000年の法改正から16年経過した2016（平成28）年4月、日本臨床栄養学会主催による「臨床栄養学の実践活動の未来を考えた研修会」があった。研修会に先駆けて、細谷憲政の特別講演が行われた（写真19）。

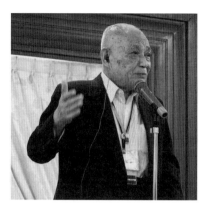

写真19　細谷憲政の最後の講演

　足に負担がかかるからと椅子に座ってもらい、そばで私がパワーポイントを操作した。講演では「我が国の臨床栄養学の研究と実践は国際的に遅れていて、まだまだ追いついていない。関係者はもっと努力しなければならない」と、力説された。驚いたことに、話の後半になると突然、起立されて身を乗り出し、そのまま最後まで立ったままで檄を飛ばされたのである。参加者は、その迫力に圧倒され、全員が言葉を失い、会場は一瞬、静寂に包まれて誰一人として質問する者も、意見を述べる者もいなかった。

　この講演の4か月後、細谷憲政は、突然、他界した。思えば、この講演が「栄養を人間に取り戻そう」と叫び続けた細谷憲政の命を振り絞ったラストメッセージであった。20世紀の後半、「細谷憲政」という非凡な栄養学者が現れなかったら、日本の栄養界は泥船のごとく沈没していたに違いない。存命中、毎週のように国家や政府、学会、日本栄養士会、そして個人や団体に対する批判や不満を聞かされた。

　今、考えると、この改革がどれほどの困難を極めたかの証であり、実はまだ未完成なのではないかと、私は思っている。

　我が国が、明治維新により近代化に成功した一つに、新たな時代の必

要性を説いた吉田松陰が誕生し、その思いを実現するために高杉晋作が旧時代を破壊し、伊藤博文が新時代を創造したことがある。思想家と、時代の破壊者と創造者が、共に「松下村塾」で学び、同じ志を持った。2000年の栄養改革において、細谷憲政は、間違いなく吉田松陰の役を演じた人物であり、その思いを実現すべき新しい時代は、まだ創造の過程にあるのではないかと思っている。

　細谷憲政先生と一緒に栄養の改革に取り組み始めた時代と異なり、現在は、栄養への社会的評価は比べものにならないほど高く、栄養に対する学問的評価、研究や教育の環境、さらに専門職としての役割は改善されてきている。しかし、忘れてならないことは、このような状況ができたのは、多くの先輩たちが眠れぬ夜を何日も過ごし、血の滲むような努力を積み重ねてきたことである。その歴史を知らなければ現在の問題も見えず、未来への道も開けない。

参考文献

1) Gibson RS. Principles of Nutritional Assessment, Oxford University Press, Oxford, 1990

2) 中村丁次．栄養状態の評価－Nutritional Assessment．栄養・食生活情報 **6** (1)：7-26，1992

3) Gottschlich MM, Matarese LE, Shronts EP．Nutrition Support Dietetics Core Curriculum, Second Edition, ASPEN, 1993

4) 細谷憲政，中村丁次編．臨床栄養管理 その理論と実際，第一出版，1997

5) Lance K, Pritchtt E. Nutrition Care Process and Model：ADA adopts road map to quality care and outcomes, management. *J Am Diet Assoc* **103** (8)：1061-72, 2003

6) Documents of International Meeting on Standardized Language for Dietetics, August 23-24, 2005, American Dietetic Association, 2005 Chikago

7) 中村丁次．栄養管理の国際的標準化と栄養診断の導入．臨床栄養 **11**(1)：89-91，2006

8) Nakamura T, *et al*. Provide Dietitians the Key Elements Needed to Implement Evidence-Based Dietetics Practice in their Practice, Workshop, Abstract Book of 15th International Congress of Dietetics 2008

9)　細谷憲政．人間栄養学の必要性―評価の観点から―．日栄・食糧会誌 **63**（6）：287-97，2010

10)　日本栄養士会監訳／木戸康博，中村丁次，小松龍史編．栄養診断．国際標準化のための栄養ケアプロセス用語マニュアル，p.197-337，第一出版，2012

11)　細谷憲政．臨床栄養．臨床栄養序論／中村丁次編．チーム医療に必要な人間栄養の取り組み，p.2-28，第一出版，2012

12)　日本栄養士会監修／木戸康博，中村丁次，小松龍史編．栄養管理プロセス，第一出版，2018

13)　鈴木道子／橋本鉱市編．第九章 管理栄養士―養成システムの二重構造，専門職養成の日本的構造，p.165-183，玉川大学出版部，2009

5章 チーム医療と多職種連携教育

1）チーム医療の誕生と発展

　20世紀後半頃から、未来の医療の在り方が議論されるようになった。常に話題になっていたのが「チーム医療」である。私も、医学や医療の関連学会で何度もシンポジストとして発言を求められた。その際、議論された内容は、それぞれの専門職の紹介とチームにおける必要性、さらに業務の役割分担であり、いわば、チームが設立された際の縄張り争いであった。当時、チームを組むことの意義や必然性、さらに合理的チームの組み方等は議論されなかったのである。それぞれの専門職の業務、制度、養成が未成熟で、自分たちの専門性を確立することで精いっぱいだったのであろう。それぞれの養成課程も自己の専門職こそが医療に不可欠であり、自分たちが発展することこそが、日本の医療を良くすることだと教育された。いわば、多職種のシンポジストによる、議論の中だけの「夢のチーム医療」が何年もの間、繰り返されていたのである。

欧米のチーム医療と多職種連携業務の誕生

　欧米では、早くからチーム医療が実施されていた。その理由は、日本で議論された「夢のチーム医療」ではなく、リスクマネジメントの観点から、必要性に迫られて誕生した方法論であった。1990年代、アメリカでは、医療ミスによる死亡者数が年間44,000〜98,000人に及び、そのコストは年間170億ドル〜290億ドルにまで達していた。1998年、その対策とし大統領諮問委員会が立ち上がった。委員会が出した結論は、医療ミスの原因は、各専門職の専門的な知識や技術が未熟であることではなく、「専門職間のコミュニケーション不足」であると結論づけたの

である。医療ミスを起こさないようにするためには、多職種が関わるチームワークを改善すべきであると提言した。

英国では1998年、ブリストル小児病院の手術室において、手術における子どもの死亡件数が異常に多いと告白された。政府は極秘に調査委員会を立ち上げ、2001年に報告書を提出した。委員会は、死亡件数が多い原因は、手術に関わった医師の技術が劣っていたのではなく、職員間のコミュニケーション不足やチームワーク不足、さらにリーダー不在であったと結論づけた。

このように、高度に進歩する医療技術や多様化する患者ニーズに対応するために、多くの医療職種が連携、共同すべきだとする理念が誕生し、チーム医療やチームケアは、多職種連携業務(Interprofessional Work：IPW)と呼ばれ、1990年代、OECD諸国で、その必要性や方法が活発に検討された。議論の中では、前述した医療ミスの防止のみならず、医師不足の解消方法としても議論が進んだ。つまり、医師法に抵触しない範囲で医師でなくとも可能な業務を見直し、医師と他の医療従事者の役割分担の推進が検討されたのである。こうした動きは、スキルミックス(skill mix、多職種協働)と呼ばれた。しかも、スキルミックスは業務の単なる役割分担ではなく、医療チーム内における権限と責任の委譲の議論も含まれた。議論は、その後、資格と能力が異なる各スタッフのチーム内部における混合の在り方、職種間の権限委譲・代替、さらに新たな職能の新設などへと発展した。

日本のチーム医療の推進

我が国においても、厚生労働省は、2009(平成21)年8月に「チーム医療の推進に関する検討会」を立ち上げた。全ての医療行為が「医師の指示のもと」で行われていたが、これを他の医療従事者の判断で実施できる裁量権を拡大して、医師の業務負担を軽減し、医療の質を向上させることを目標にしたのである。2010(平成22)年3月に報告書がまとめられた。その中で、チーム医療とは、「医療に従事する多種多様な医療ス

タッフが、各々の高い専門性を前提に、目的と情報を共有し、業務を分担しつつも互いに連携・補完し合い、患者の状況に的確に対応した医療を提供すること」と定義された。チーム医療がもたらす具体的な効果には、次の3点がある。

①疾病の早期発見・回復促進・重症化予防など医療・生活の質の向上
②医療の効率性の向上による医療従事者の負担の軽減
③医療の標準化・組織化を通じた医療安全の向上

チーム医療を推進するためには、a.各医療スタッフの専門性の向上、b.各医療スタッフの役割の拡大、c.医療スタッフ間の連携・補完の推進を基本とすべきだとした。

この検討会を受け、2010年4月、厚生労働省は、栄養領域においても、管理栄養士の役割を明確にするために「医療スタッフの協働・連携によるチーム医療の推進について」の局長通達を出した（表5-1）。この

表5-1 医療スタッフの協働・連携によるチーム医療の推進について
（平成22年4月30日付厚生労働省医政局長通知）

（3）管理栄養士

近年、患者の高齢化や生活習慣病の有病者の増加に伴い、患者の栄養状態を改善・維持し、免疫力低下の防止や治療効果及びQOLの向上等を推進する観点から、傷病者に対する栄養管理・栄養指導や栄養状態の評価・判定等の専門家として医療現場において果たし得る役割は大きなものとなっている。

以下に掲げる業務については、現行制度の下において管理栄養士が実施することができることから、管理栄養士を積極的に活用することが望まれる。

①一般食（常食）について、医師の包括的な指導を受けて、その食事内容や形態を決定し、又は変更すること。
②特別治療食について、医師に対し、その食事内容や形態を提案すること（食事内容等の変更を提案することを含む。）。
③患者に対する栄養指導について、医師の包括的な指導（クリティカルパスによる明示等）を受けて、適切な実施時期を判断し、実施すること。
④経腸栄養療法を行う際に、医師に対し、使用する経腸栄養剤の種類の選択や変更等を提案すること。

通達では、管理栄養士の業務として、「医師の包括的な指導を受けて、一般食の内容や形態の決定または変更、特別治療食の提案、栄養指導の適切な実施時期の判断、経腸栄養剤の種類の選択や変更等の提案」などが明記された。つまり、管理栄養士は、チーム医療に積極的に参加することになった。

繰り返しになるが、チーム医療は、医療における多職種連携業務（IPW）であり、近年、その理念は、医療に限らず保健や福祉の領域にも拡大し、IPWの意義や方法が活発に議論されるようになった。2008（平成20）年、新潟医療福祉大学の高橋榮明元学長を中心に「日本保健医療福祉連携教育学会」が設立された。

IPWを進めるために、①コミュニケーション、②情報の共有化、③チームマネジメントの3つの視点から検討されている。優れたIPWを実施するには、いくつかの条件が必要になることが明らかになってきた。それは、常にチーム内での発言が推奨され、各自の関心事や工夫、さらにそれぞれの専門職の独自性が認められる状況を作ること。また、自分たちの限界を認識し、他職種や外部からの意見を考慮する姿勢と他職種を認めて尊敬していくことである（表5-2）。

戦後、多くの医療専門職が養成されたが、他職種との連携は、議論されてこなかった。つまり、他の職種がどのような理念を持ち、どのよう

表5-2　優れた多職種連携業務（IPW）の条件

1	お互いが異なる意見を述べることが奨励され、各自の関心事や工夫が率直に表明できる。
2	それぞれの専門職の独自性が認められる。
3	個々の専門やチームの限界を構成員が認識している。
4	常に他職種や外部からの意見を考慮する姿勢がある。
5	物事を個人やチームに都合よく解釈しない。
6	他職種の専門性を認め、尊敬している。
7	チームの決定がもたらす倫理的・道徳的帰結が考慮されている

に養成され、どのような知識や技術を持っているかを知らなかったのである。他職種のことを知らないから、専門職に対する過度な"こだわり"が生じ、事態を"硬化させる"原因にもなっていた。

　医療における著しい専門分化は、患者さんの全体性を見失い、「病気を見るが、病人を見ない」で、自分たちの専門職に都合のよいように物事を解釈する危険性も持っている。しかし、人々の価値観や生活観が多様化する中で、患者さんの望む医療がますます高度化・多様化したために、高い専門性を持つメディカルスタッフが連携しつつ適切に補完し合うことが不可欠となってきたのである。

2）多職種連携業務（IPW）と栄養

NSTと中心静脈栄養法

　栄養においてもIPWは積極的に議論され、むしろ栄養は、チーム医療の先導的役割を担ったと言える。栄養サポートチーム（Nutrition Support Team：NST）の誕生は、その具体例である。

　NSTは、栄養補給を実施する多職種連携による専門チームであり、ハーバード大学医学部のダドリック博士（Stanley Dudrick）が、1968年、カテーテルを用いた中心静脈栄養補給法（Total Parenteral Nutrition：TPN）を開発し、その方法を実践、普及するために創設した。当時、このような革新的な栄養補給法は、医師だけでは実施できず、関係する登録栄養士、看護師、薬剤師等の参加が不可欠となったのである。1973年、アメリカのボストンシティ病院に、最初の正式なNSTが誕生した。この頃、ブラックバーン博士（George Blackburn）による栄養アセスメントも体系化され、1975年には、医師、登録栄養士、看護師、薬剤師等を会員としたアメリカ静脈経腸栄養学会（American Society for Parenteral and Enteral Nutrition：ASPEN）が設立された。つまり、栄養領域は、栄養補給法の革新的技術の実践と運用のために、先駆的にチーム医療に取り組んだと言える。

アメリカでは、1990年頃になると急性期病院にNSTが誕生し、栄養アセスメントや栄養補給法の決定・管理を、チームで行うようになった。例えば、NSTができると、そこに中心静脈栄養の要望が来ることになるが、実際に実施されるのは半数に限られるようになった。チームによる詳細な栄養アセスメントにより中心静脈栄養を過度に使用することが少なくなったからである。また、不適切な栄養剤の使用やカテーテル敗血症、さらに血糖や電解質の異常は著しく減少した（表5-3）。

JSPENの発足

我が国では、1970（昭和45）年に完全静脈栄養研究会が、1985（昭和60）年に日本静脈・経腸栄養研究会が発足し、1998（平成10）年、高知大学の小越章平元副学長を中心に「日本静脈経腸栄養学会※（Japanese Society for Parenteral and Enteral Nutrition：JSPEN）」が正式に立ち

表5-3　NST創設による栄養管理の質的変化

項　目	1990年		NST以降 1992〜1993年	
	n	%	n	%
担当医からのTPNの要望			208	
TPNを受けた患者	77		122	59.0
不適切な栄養剤	19	24.7	1	0.8*
カテーテル敗血症	8	10.0	7	5.7
高・低血糖	19	24.7	6	4.9*
高・低カリウム血症	3	3.9	0	0
高・低ナトリウム血症	15	19.5	0	0　*
高・低リン血症	9	11.7	0	0　*
高・低マグネシウム血症	5	6.5	0	0　*

＊＜0.001
資料）FIsher GG, Opper FH. *J Am Diet Assoc* **96**(2)：176-8, 1996

上がった。我が国では、欧米のようなNSTの運営母体となる学会の設立が25年以上も遅れてしまった。その要因には、日本の医療全体が栄養に対して関心が薄いことがあるが、中心的役割を担わなければならない管理栄養士養成の改革が遅れていたからだと私は考えていた。つまり、管理栄養士の給食業務からの解放に多くの時間がかかったからである。

※2020年1月より、一般社団法人日本静脈経腸栄養学会は、一般社団法人日本臨床栄養代謝学会と名称変更された。英語表記は、Japanese Society for Clinical Nutrition and Metabolismとし、当法人の理念がJustice, Science, Practice and Education for Nutritionであることから、頭文字を取って通称JSPENとなった。

3）多職種連携教育と神奈川県立保健福祉大学の挑戦

多職種連携教育の重要性

　我が国において、多職種連携業務（IPW）を進める上で、根本的な課題があった。それは、そのための教育、つまり多職種連携教育（Interprofessional Education：IPE）が行われていなかったことである。WHOは、2010年に"Framework for action on interprofessional education and collaborative practice：多職種連携教育と連携実践のための行動枠組み"を発表し、多職種連携教育を推奨した（図5-1）。それによると、従来のようにそれぞれの専門性に関する能力を高めると同時に、専門職に共通した能力、さらに専門職が協同できる能力を高める必要性が示された。

　特に、高齢社会が進む日本では、高齢者の介護、地域・在宅医療への移行、医療費・介護費抑制等の問題が生じる中で、多職種連携は必要で不可欠な課題になるが、そのための教育、研究は著しく遅れている。近年、IPEに関する議論が活発になり、いくつかのコンピテンシーモデルが示されるが、一般的には4つの領域（domain）から構成されている（図5-2）。

図5-1 多職種連携教育の奨励 (WHO)

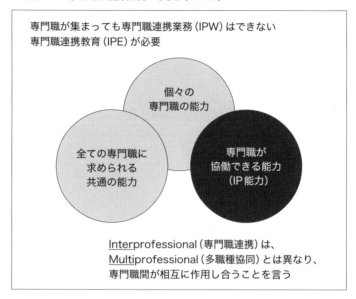

図5-2 協働的能力としての多職種連携コンピテンシーモデル

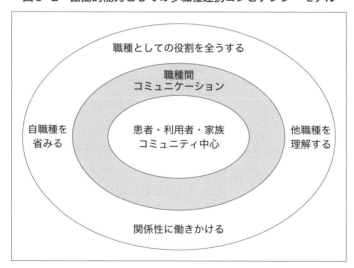

その内容は、下記のように説明できる。

1. 職種としての役割を全うする：Role Contribution

　それぞれの専門職が、互いの役割を理解し、互いの知識・技術を活かしながら、職種としての役割を全うすることができる。

2. 関係性に働きかける：Facilitation Relationship

　複数の職種との関係性の構築・維持・成長を支援・調整することができる。また、ときに生じる職種間の葛藤に適切に対応することができる。

3. 自職種を省みる：Reflection

　自職種の思考、行為、感情、価値観を振り返り、複数の職種との連携協働の経験をより深く理解し、連携協働に活かすことができる。

4. 他職種を理解する：Understanding for Others

　他の職種の思考、行為、感情、価値観を理解し、連携協働に活かすことができる。

神奈川県立保健福祉大学の教育

　神奈川県立保健福祉大学は、看護、栄養、社会福祉、リハビリテーションの4学科を持ち、設立当初から、多領域連携による教育・研究を基本に専門職の養成を行ってきた。複雑・多様化する現在の保健、医療、福祉において、一つの職種だけでは問題は解決されず、多職種連携による総合力を発揮させることが必要だと学生に教育している。連携の意義や方法を講義、演習、実習で行い、多領域連携の研究には特別の研究費を配分し、従来の大学に見られる専門分化から、連携協働へのベクトルの変革を試みている。カリキュラムは、各専門職教育を行うと同時に、1年次には、象徴科目として座学による「ヒューマンサービスⅠ」があり、それぞれの学科からヒューマンサービスの理念や必要性を講義する。また、保健医療福祉論を1年次と2年次に実施し、3年次には地域保健医療福祉論を受け、「ヒューマンサービスⅡ」を4年次に受ける（表5-4）。

　「保健医療福祉論」では、保健医療福祉を支える制度や活動について、基礎的な概念・各専門職の活動を学び、特に利用者を中心とした連携の

表5-4　神奈川県立保健福祉大学のIPEに関するカリキュラム

1年次	2年次	3年次	4年次
象徴科目			
ヒューマンサービスⅠ			ヒューマンサービスⅡ
人間総合教育科目			
人間関係とコミュニケーション 人権・ジェンダー他			
連携実践教育科目			
保健医療福祉論Ⅰ	保健医療福祉論Ⅱ カウンセリング論	地域保健医療 福祉連携論	ヒューマンサービス 総合演習
専門創造教育科目			
各種専門科目 卒業研究			

意義や必要性について学ぶ。さらに、看護学、栄養学、社会福祉学、リハビリテーション学の概念・歴史・対象・分野について学び、各専門職の現状・課題について理解した上で、連携の在り方について学ぶ。また、病院や社会福祉施設などの現場を訪問し、保健医療福祉の実践や利用者からその実際を学ぶことになる。「ヒューマンサービスⅡ」では、本学でこれまで学んできたそれぞれの専門性の上に立って、最終学年である4年次後期に、事例を用いた模擬的なケースカンファレンスを行うのである。つまり、卒業後、実践の場で「ヒューマンサービス」の視点に立ち、チームケアにより対人支援、対人援助が実践できる力を習得することを目的とする。具体的には下記の方法で行う。

　①4学科の学生からなる混成チームのそれぞれに症例、事例を示す。
　②各チームでは、学生はそれぞれの専門的立場から対象を評価し、総合的にアセスメントする。
　③各チームは、協力し合って支援計画を作成する。
　①〜③のステップを演習形式で行う。

なお、予習あるいは復習等の必要性が生じた場合は、随時、学習内容及び方法等について指示する。

④全体発表会で、各学科長、学部長、学長からの総評を行う。

以上述べてきたように、私共の大学は、全学で、連携教育を実験的に取り組んでいる。最終的成果は、現時点ではまだ不明確であるが、開学10周年の折に、当大学の卒業生にアンケート調査を実施した。その結果、「大学で身に付けることができたこと」のトップは、「多職種連携に関する意識」であり、「役立っている能力」の質問に対しては、「多職種連携を意識する力」であった（表5-5）。

近年、多くの医療・福祉関係者、さらに教育者からチーム医療・ケアの理想的姿が提示さるようになってきた。このような医療・ケアが現実化すれば問題ないが、当大学の卒業生からは「現場では、まだ、チーム医療にはなっていない」、「教育の理想と現場が乖離している」という話

表5-5　神奈川県立保健福祉大学卒業生へのアンケート調査結果

（平成23年度　第6期生）

1.　大学で身に付けることができたこと	
1.　多職種連携に関する意識	72.7%
2.　学科の専門性	63.6
3.　コミュニケーション能力	43.2
4.　ヒューマンサービスの理念	34.1
5.　チームワークに貢献する力	29.5
6.　課題発見・解決力	27.3
2.　役立っている能力	
1.　多職種連携を意識する力	61.9%
2.　専門的知識・技術	59.5
3.　チームワークに貢献する力	40.5
4.　コミュニケーション能力	35.7
5.　課題発見・解決力	23.8
6.　ヒューマンサービスを実践する力	21.4

を耳にする。私は、最近、IPW、IPEを成功させるキーワードは、他領域と手を組む「のびしろ」を「のりしろ」として持っておくべきであると思っている。自分たちの内に他領域を受け入れる「のりしろ」を作らないと、重なる部分を侵入や侵略のように解釈されて境界領域の業務は争いごとに発展する危険性がある。「のりしろ」は、他領域に手を伸ばし、自分たちの領域を拡大していくのではない。お互いが手を組むことにより、それぞれの領域の質を向上させることを目指すべきである。そのためには、他領域を無視、軽蔑するのではなく、他職種を尊重、尊敬することが連携業務を成功させる最も重要なことだと考えている。したがって、多職種連携（IPW）は、チームが生み出す新たな成果が評価されると同時に、それぞれの専門性も進歩しなければ意味がない。

栄養は、対象者がどのような状況に置かれても、生命や健康の基盤となるために必ず必要であり、他領域との関係性も強い。例えば、各種の栄養補給を実施するには、医師、看護師、薬剤師との協働が必要である。さらに、栄養素の補給だけではQOL（Quality of Life；生活の質）の維持が不可能なので、咀嚼・嚥下を改善しおいしく食べる工夫が必要となり、歯科医師、理学療法士や作業療法士、さらに保健師、社会福祉士等との連携も必要になる。食事療法の入り口となる食欲や味覚の改善には、病態、薬、環境、精神状態、介護状態など、多様で複雑な要因が関与するので、チーム医療・ケアは不可欠となる。

20世紀、それぞれの専門職は、専門教育を充実して発展してきた。しかし、21世紀になり、保健、医療、介護が急速に高度化する中で、それぞれの専門職がいくら努力しても解決できない問題が誕生しつつあることがわかってきた。このような状況下では、他職種から支援を受け、多職種で協働すれば、越えられない壁も超えることができるようになる。

現在、連携教育を含め、それぞれの専門職教育は、大きな変革期にある。もちろん管理栄養士、栄養士も例外ではない。2012（平成24）年、田中平三元国立栄養研究所所長を中心に、「日本栄養学教育学会」が立ち上がった。多くの人々がこの学会に参加され、これからの栄養学と管理

栄養士・栄養士養成の在り方の研究を発達させることを切に願っている。

参考文献

1) Nehme AE. Nutritional Support of the hospitalized patients − the team concept. *JAMA* **243**：1906-8, 1980

2) Fisher GG, Opper FH. An interdisciplinary nutrition support team improves quality of care in a teaching hospital. *J Am Diet Assoc* **96**(2)：176-8, 1996

3) 細谷憲政，中村丁次，足立香代子．サプリメント，「健康・栄養食品」と栄養管理，チーム医療，2001

4) 厚生労働省．チーム医療の推進に関する検討会 報告書，平成22年，2010

5) 中村丁次．第1章3チーム医療．チーム医療に必要な人間栄養の取り組み，p.29-31，第一出版，2012

6) 外山健二/中村丁次編．第5章 栄養サポートチーム．チーム医療に必要な人間栄養の取り組み，p.296-302，第一出版，2012

7) 大塚真理子．第4章「食べる」ことを支える専門職連携実践．「食べる」ことを支えるケアとIPW－保健・医療・福祉におけるコミュニケーションと専門職連携－，p.27-32，建帛社，2012

6章　安全で快適な病人食

1) 病院給食の歴史

　明治維新以降、医学・医療の近代化は、病院の食事にも影響を与えた。英米医学やドイツ医学の影響により、近代栄養学を基盤にした病人食の在り方は、徐々に議論されるようになった。1888（明治21）年、順天堂医院の平野千代吉が西洋式の病人食を最初に導入し、日本人の食事に合うように「食餌療法新論」を刊行した。一方、福沢諭吉は、北里柴三郎を迎え入れて慶應義塾大学病院を創設し、1926（大正15）年、「食養研究所」を開設した。食養研究所では、病人食の本格的研究が始まり、治療食という概念が形成され、その研究成果は、入院患者の食事へと展開された。

　しかし、入院患者に対する病院給食が、本格的に制度化されてくるのは、戦後のアメリカによる指導が大きい。1947（昭和22）年、GHQは、当時の病院を調査して日本の医療改善の必要性を政府に指摘し、そのことを踏まえ、翌年に医療の憲法となる「医療法」が制定された。このことにより医療機関が整備され、全ての国民が、近代医学に基づいた医療が受けられるようになった。その中で病院食と病院栄養士が法的に位置づけられたのである。

完全給食制度から基準給食制度へ

　1950（昭和25）年、入院患者が家庭から持ち込んで補食をしなくても、病院の食事だけで適正な栄養量が確保できることを趣旨とした「完全給食制度」が策定された。当時、入院が決まると患者は、鍋釜下げて布団を持って入院することが一般的であり、病室や廊下の片隅で調理を

したり、家庭から食物を持ち込むことが普通に行われ、衛生管理も栄養管理も不十分であった。ある患者さんがクサヤを七輪で焼き、病院じゅうが臭くなり、他の患者さんから苦情があったというような話が日常的に起きていた。「完全給食制度」により、1日に必要な栄養量が病院の食事だけで摂取できるようになった。しかし、今では考えられないことであるが、全ての入院患者に一律に2,400kcalの食事が提供されたのである。その目的は、戦後の厳しい食料不足の中、餓死者や栄養不良患者が多数出現する中で、病弱者である入院患者には食料を優先的に確保し、栄養状態を良くしようとした栄養関係者の強い思いがあった。いわば、全ての入院患者が栄養不良だったので、それを解決するための食事だった。

　その後、社会が落ち着き、食料が順調に出回るようになり、病院食は量の確保から質の改善へと変化し、1958（昭和33）年には、「完全給食制度」は「基準給食制度」へと変更された。国が定めた一定の基準を満たせば、診療報酬の加算が認められ、病院食は質的改善と同時に医療の一環としての色彩が強くなっていった。当時の食事の質的改善とは、ご飯を大量に食べる主食偏重の改善であり、具体的には副食の量と質を改善して、動物性たんぱく質食品の摂取量を増加させ、良質のたんぱく質、脂質、さらにビタミン、ミネラルの摂取量を多くすることであった。したがって、質的評価で、最も重要視されたのが「動蛋比」であった。提供される総たんぱく質摂取量に対する肉、魚、卵、乳製品からの動物性たんぱく質の割合である。動物性食品の割合を高くすれば、たんぱく質は量、質とも向上してビタミンやミネラルの摂取量も多くなるからである。しかし、「動蛋比」を上げれば食材料費は自然に高くなるので、食材料費を安くしようとする病院経営者と、質を担保しようとする栄養士との戦いでもあった。しかし、この指標自体には課題もあった。それは、宗教上の理由から菜食を実施していたベジタリアンの病院では、この比率の基準値を保つことができなかった。大豆等の代替食品を用いたきめ細かい食事を提供していながら基準給食の条件を満たすことができなか

ったので、加算も認められなかったのである。

病院給食における一般食患者の熱量所要量答申

　1973（昭和48）年、国の栄養審議会は、当時、一律に定められていた2,400kcalの栄養量を廃止し、患者個々の適正量に近い給食が提供できるような内容に変えた。つまり、「病院給食における一般食給与患者の熱量所要量（15歳以上）」が答申された。病院における一般食給与患者の熱量は、健康人用に性・年齢別に示された「栄養所要量」の生活活動指数に、患者の補正係数0.6が考慮されて算定された。入院患者の生活活動強度は、日常生活を営む健康人の約6割と推計されたのである。本来、病人の食事は、性、年齢はもちろんのこと、患者個々の活動量、栄養状態、さらに疾病の影響等を総合的に考慮して個々に決定すべきであるという理念はあったが、実際には学校給食や産業給食と同様に集団給食としての運営をしていたため、患者個々への対応は十分できなかった。

入院時食事療養制度の開始

　1994（平成6）年には、病院食の質の確保を目的とした「基準給食制度」は、その目的が達成されたため廃止されて、食事代の一部定額自己負担を含んだ新たな「入院時食事療養制度」がスタートした。その際、患者さんの栄養量は患者個々の病状と栄養状態を配慮して決定する重要性が強調された。病人食のあるべき姿を目指したのである。しかし残念ながら、その具体的方法は、この時も示されなかった。患者さん個々に対応すべき方法がわからなかったからである。結局、病院食を現在のような臨床栄養管理の一部まで発展させるには、2000（平成12）年の法改正まで待たなければならなかったのである。

2）病院食はまずい

　病院の食事を患者個人に沿った臨床栄養管理まで発展させる前に、解

決しなければならない難問があった。それは、「病院食がまずい」という
クレームへの対応である。入院患者には多くの栄養不良患者が存在し、
その解決が治療の上で重要であることを指摘しても、それは栄養管理上
の問題ではなく、「病院食がまずくて食べられないからだ」と、多くの
人々から答えが返っていた。戦後の栄養失調が解決されて、人々が豊か
になるにつれて、入院患者から「病院食は、まずい、まずい」の大合唱
が起こり、病院食においしさが強く要求されるようになった。

　なぜ、病院食は「まずい」と言われながら、そのことが放置されてき
たのであろうか？

　一般に、レストランだとまずい食事が出れば、お客は来なくなり、い
ずれは倒産する。そこで、料理人はおいしさを第一に考えて工夫し、経
営者は、おいしく作る料理人をスカウトしてサービスの向上を図る。病
院食は、戦後に設定された医療法の時から、治療の一環として位置づけ
られ、1958（昭和33）年の基準給食が設定された際には、病院食が社会
保険診療報酬で点数化され、1961（昭和36）年には特別治療食に対する
加算が認められた。加算の対象となる特別食とは「疾病治療の直接手段
として、医師の発行する食事せんに基づいて提供される患者の年齢、病
状などに対応した栄養量及び内容を有する治療食」である」（平成6年度
社会保険診療報酬の概要）。

作る側の問題

　病院食は、医療制度に組み込まれ、治療の一部であることの意義が強
調され、いつのまにか薬と同じだと考えられるようになっていた。薬と
同じなら「良薬は口に苦し」と言われるように、病院食はおいしくしな
くても、治療に貢献できればよく、患者さんもがまんして食べるものだ
と納得し、栄養士も、医療関係者も、おいしくする努力を怠ってしまっ
たのである。しかも、レストランと違って、お客さんは逃げない。

　ところが、高度経済成長により訪れた豊かな社会は、グルメ志向を生
み出し、病院食にもおいしさが求められるようになった。この頃は、医

療全体にも患者サービスの必要性が重要視され、医療関係者は、「患者様」と呼び、サービスの向上に努めることが求められた。今は、抵抗感はないが、当時、多くの医療関係者は、「医療は、サービス業だ」と言われて面食らった。当然ながら、病院食にも、快適な食事が求められるようになり、マスメディアには「病院食をおいしくしろ」との記事が毎日のように掲載された。「このレストランは病院食くらいまずい」というと、どのくらいまずいか人々は理解できると、当時の病院食は揶揄された。当時、ロッキード事件で逮捕され、刑務所に入所した後に、脳卒中で病院に入院した田中角栄元総理は、「病院の食事は、刑務所の食事よりまずかった」とコメントを残した。政府も、管理栄養士・栄養士たちも、病院食をおいしくする努力を本格的に始めたのである。

　勤務していた聖マリアンナ医科大学病院の食事をおいしくするには、どうすればよいのか？　改善策を実施する過程で、ふと考えたことがあった。「そもそも病人は、食事のおいしさを感じられる状況にあるのだろうか」という課題である。健康な時は、食欲もあり、普通に味を感じることができ、何でも、好きなだけ食べられる。しかし、病気になれば、これらの能力が低下し、患者さん自身がおいしく食べる態勢にない上に、食事は、量的にも質的にも制限されていたのである。

食べる側の問題

　私たちは、肝臓病の患者さんを対象に、味覚の感受性を調べた。濾紙法という方法で行い、甘味、塩味、酸味、苦味に関して、濃度の違う液体を濾紙にしみ込ませて舌にのせ、それぞれの味に対する感度を調べた。すると、入院時の急性期には、全ての肝臓病の患者さんの味覚感受性は低下し、そもそも味を感じる機能は低下していた。ところが、病状が改善するに従って味覚の感受性は改善し、おいしく食べられる状態になったのである。入院当初、「病院食はまずい」と、最初に感じる時は、食べる側にも問題がある場合が多いことがわかった。しばらく入院していると「まずい病院食にも慣れてきた」と聞くようになるが、それは、病状

の回復に伴い味覚機能も改善したことが関係しているということがわかった。

3）温かいものは温かく、冷たいものは冷たく

入院患者は、おいしく感じる味覚機能が低下している問題もあるが、だからこそ病院食は、快適に食べられるように努力しなければならないと考えた。

食事の場所の改善

第一に考えたのは、そもそもベッドの上は食事をするのにふさわしい場なのか、という課題である。一般に病室は、消毒液や体臭等による独特のにおいがあり、ベッドの下におまる（ポータブルトイレ）でもあれば、トイレの中で食事をしている状況になる。トイレの中では、どのような高級な食事を出しても、おいしく食べられない。一般に患者さんはベッドで食事をするが、急性期症状を過ぎて症状が安定すれば、食事にふさわしい場所で食べるべきではないかと考えたのである。

聖マリアンナ医科大学病院には、各階に食事を配膳するパントリーが設置されていた。そこを改造して、我が国で初めて「患者さん専用食堂」を作った（写真20）。室内は食欲を誘う色であるオレンジを基調色にし、BGMを流し、温かいものが食べられるように温度管理もした。患者さんに、ベッドか食堂かを選択できるようにした。このように食事環境を改善すれば残食が少なくなり、摂取量も向上した。その後、病気の回復に役立つとの理由で、診療報酬の中に「食堂加算」として認められ、全国に普及していった。

1987（昭和62）年、横浜の矢指町に「聖マリアンナ医科大学横浜市西部病院」が開設された。新病院の開設に当たり、快適に食べられる病院給食のモデルを作り上げることに挑戦した。

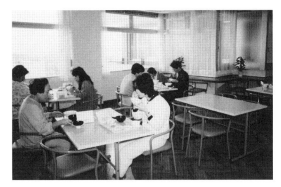

写真20　聖マリアンナ医科大学横浜市西部病院の
患者さん専用食堂

聖マリアンナ医科大学横浜市西部病院の給食モデル

　新たな病院では、厨房、事務所、患者さん専用食堂などのハード面か
ら、給食のシステムや電算化などのソフト面に関しても、真っ白な状
態からのスタートであったので、自分の思いどおりの病院給食を創造
することができた。患者さん専用食堂は、全てのフロアに設置した。温
かい食事を提供したいと考え、保温ワゴンを町工場の社長と共同開発し
て全面導入した。病棟ごとに1台200万円以上もするワゴンを購入した
（写真21）。当時、病院長から「中村は、高価なクラウンを15台も買っ
た」と言われたが、入院患者の高い評価を聞いて最終的には喜んでくれ
た。

　一般に、欧米では、食事の温度管理に高価な投資が行われるが、我が
国では食事の温度管理に、病院経営者は熱心ではなかった。それは、我
が国では、温かい食事の提供が、「温かいものが食べたい」という患者サー
ビスのために実施されていたのに対し、欧米での温度管理は、食中毒
予防のためのリスク管理上の問題として取り扱われていたからである。

　主食、主菜、汁物は温かく、副菜、漬物、果物は冷たくして、細菌や
ウイルスが繁殖する常温での放置を避けることが、食中毒予防には重要
だからである。温度管理は、厨房での調理作業中でも重要で、調理終了

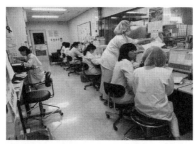

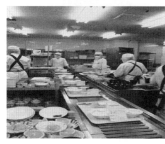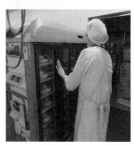

写真21　温冷配膳車による温度管理
事務業務は全てコンピュータ化され（上段）、
献立はトレイライン上で盛り付けられ（下段左）、
温冷配膳車（下段右）によって病棟に配送される

　直後から患者の口に入るまでの1〜2時間、細菌やウイルスが繁殖しない高温か低温に食べ物を保てば、食中毒の予防になる。つまり、料理の常温放置を避けるために、盛り付け作業を進めるトレイラインの周辺に温蔵庫と冷蔵庫を配置して、病棟までは温冷配膳車により切れ目ない温度管理ができるようにした。実際、私は、30年余り病院給食を運営したが、一度も食中毒を発生させたことはなかった。

　食事の温度管理は、おいしい食事を提供できるだけではなく、食中毒の予防にも不可欠なのである。いったん食中毒を起こせば新聞に報道され、厨房も1週間封鎖される。病院給食の温度管理は、危機管理の観点から考えれば安価な安心投資なのである。

4）表のソフト化と裏のハード化

　当時、既に欧米では病院食のメニューが自分で選択できていた。なぜ、我が国ではできないのか？　私は、機内食では、高度が何千メートルもある上空の狭い場所でも、温かいものが2種類から選んで食べられるので、地上の病院でできないことはないと考えていた。欧米の病院で、入院するとメニュー表が出され、全ての料理が選択できる。レストランメニュー方式と言われるものである。当初、この方法の導入を考えた。しかし、入院日数が2〜3日の欧米の病院ならできるが、1か月以上、入院する日本の病院では複雑になりすぎて不可能であることがわかった。1〜2枚のメニュー表や1週間の献立の繰り返しでは、食べられる料理が限定されて患者さんは飽きてしまうからである。また、自由に選択された献立の栄養量を全ての食種に対して毎日一定にすることは、不可能に近かった。

選択メニューの導入

　ひらめいたのが機内食の主菜選択型の選択メニュー方式である。日常の食事でも、食べたいものを選択する場合は、一般に肉か魚か、洋食か和食か、こってりしたものかあっさりしたものか等、主菜の2種類の中から選んでいる。主菜を選択できる献立を二組作成するのなら、治療食を含めて、当時、一般化しつつあったコンピューターを活用すれば可能性があると考えたのである。一般に、選択メニュー等、患者サービスを向上すればするほど業務は複雑化して情報量は多くなるが、コンピューターを積極的に活用すれば、サービスの向上と合理化という一見矛盾する業務が解決できるのでないかと考えた。給食事務業務の大半を占める献立の栄養管理、食種、食数、食材料の管理、食札の発行、さらに業者への発注計算と発注表の作成などを全て電算化した。つまり、食事を提供する裏方の業務は徹底した合理化を図り、患者さん個々に対する適正な栄養量の算定、嗜好、不満や要望、摂取能力、さらに患者さんからの

苦情の収集やアドバイス等、直接接するところは、できる限り細かい人間的サービスを行うことを業務の理念とした。人に直接触れない事務や厨房等の業務は徹底してコンピューター化やロボット化し、人から見える表のサービスは人間味のあるサービスを行い、このことを「表のソフト化と裏のハード化」と表現した。

給食システムのコンピューター化

合理的な給食システムを構築するために、情報はコンピューター化、厨房業務はロボット化することを目指し、無人の厨房のイメージ図を専門家に書いてもらった（図6-1）。イラストどおりにはならなかったが、開院した直後から、毎日のように見学者が殺到した。これだけ合理化したのでは、心の込もった料理が出せないと非難されたこともあった。このような時、私は、出来上がった料理をお見せして「心はどこにあるのですか？」と質問した。

図6-1　無人の厨房

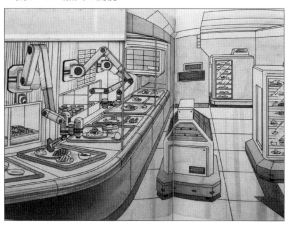

30年前、「表のソフト化と裏のハード化」の基に考案
資料）中村丁次／阿部達夫・中村丁次監修．これからの病院
　　　栄養部門，ビジュアル栄養科学辞典サルビオ，第2巻
　　　からだと栄養，p.162-163，ダイレック，1988

そもそも、料理には心など存在していないのであり、食べる人間が味わって心を感じているのである。したがって、料理は食べる人間が心を感じるように合理的に作ればよいのであり、一流の料理人は、その都度心を込めて作っているだけでなく、人間が心を感じてくれる技術を習得しているのである。厨房には、できる限り人がいない方が、大腸菌に汚染されることが少なく、衛生管理にも有効である。私は、「心を込めて料理をしろ」と言ったことはないが、定期的に行っていた患者さんからのアンケートには、いつも「心の込もった料理をありがとうございます」と回答をいただいていた。現在、人工知能 (AI) の出現により、衰退し、消滅する職業の議論が活発に行われているが、このような経験は既に、コンピューターの導入時代に経験したことである。

　私たちの挑戦を参考にして、国は、1992 (平成4) 年には適時・適温の食事に対して「特別管理給食加算」を実施した。つまり、温かい食事に診療報酬が付いたのであり、世界でも珍しいことであった。1994 (平成6) 年の改正には、「基準給食制度」が廃止され「入院時食事療養制度」へと変更され、「特別管理給食加算」は「特別管理加算」に改名され、新たに「食堂加算」と「選択メニュー加算」が設定された。「特別管理加算」は、管理栄養士の指導のもと、適時・適温等の一定の条件を満たす食事を患者さんに提供した時に加算が認められた。適時とは夕食が原則として18時以降で、適温とは保温・保冷配膳車、保温配膳車、保温トレイ、保温食器、食堂等により適温で食事が提供された場合をいう。「食堂加算」とは、食堂を備え、その床面積は病床1床当たり0.5平方メートル以上が条件とされた。「選択メニュー加算」は、1日のうち2食以上の主菜等について患者さんが選択できる複数のメニューを提供した場合に算定できるようになった。その後、適時・適温や選択メニューが一般化された時点で、これらの加算は廃止され、その財源は、病棟での臨床栄養管理に活用されることになっていった。

　病院給食の改善に挑戦していた頃、国際的にも医療に電算化の波が起こり、コンピューターが一般化される中で、世界の栄養関係者たちは、

自分たちの仕事がなくなるのではないかと心配していた。1991年、マレーシアのクアラルンプールで、アジア栄養学会議（Asian Congress of Nutrition：ACN）が開催され、シンポジウムで「栄養業務とコンピューター化」について話した。私は、自分たちの経験を基に、栄養業務におけるコンピューターを活用した事例を紹介し、その理念として「表のソフト化と裏のハード化」を示した。つまり、人に接する対人業務は人間味のあるサービスを行い、裏方は徹底した合理化を進めた。コンピューターを恐れるのではなく、自分たちの業務を合理化して質を向上させるために積極的に活用すべきだと発表したのである。終了後、会場からスタンディングオベーションが沸き起こり、多くの質問と賛同を受け、鳥肌が立つほど感動したことを覚えている。

　その時、集まった演者を中心に「アジア栄養士連盟」を創設することが提案された。会議を重ねて1994年、アジアの実践栄養学の研究を発展させるためにアジア栄養士連盟（Asian Federation of Dietetic Association：ACD）がジャカルタで設立された（写真22）。

　安全で、おいしく、快適な病院食にする挑戦は、不眠不休の数年間であり、想像を絶する厳しさであった。当時、NHKの6時のニュースで「病院食への挑戦」として紹介され、ビデオも作成され全国に流れた。快適な食事が摂れる病院食のモデルとなった。聖マリアンナ医科大学の経営者、共に闘った川島由起子 長野県立大学教授、栄養部のスタッフ、さらに給食業務を受託してくれた株式会社メフォスの皆さんの理解と協力があったからこそ実行できた。本当に心から感謝している。

5）これからの病院食と臨床栄養管理

　我が国の医療の特徴は、1961（昭和36）年から始まった「国民皆保険制度」を基本に運用されていることである。この制度は、日本の国民であれば誰でも平等に診療を受けることができ、財源は、保険の掛け金と税金、さらに自己負担金により運用されている。従来、診療報酬は初診

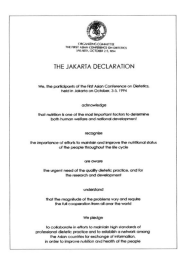
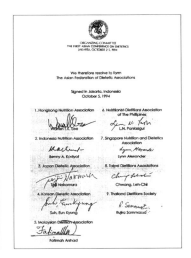

写真22　第1回アジア栄養士会議のジャカルタ宣言と参加国代表者
第1回アジア栄養士会議（The First Asian Conference of Dietetics）が
1994年10月2〜3日、インドネシアのジャカルタで開催された際、ジャ
カルタ宣言が交わされ、参加国代表者がサインした。その後、アジア栄養
士連盟（Asian Federation of Dietetic Professionals）へと発展する

代、検査代、薬代、指導料等のように一つひとつの医療行為に公的価格
（1点＝10円）が定められ、加算した額から患者さんの自己負担分を差し
引いた額が保険から支払われていた。このような方法を「出来高払い制」
と言い、医療機関がコストを考えずに診療内容を決定できる利点があっ
た。しかし、高額な医療を行えば病院の収入が多くなる一方で、医療費
の増加が抑制しにくい問題点が指摘されていた。

　そこで、現在、我が国では「包括的定額払い制」が行われている。「定
額支払い制」とは、分類された診断群に対して政府があらかじめ平均
的な代金を設定し、医療機関は実施した費用には関係なく一定額を受け
取る制度であり、必要以上に高額な医療を行えば赤字になるために、医
療にコスト意識が出てきて、医療費の総額が抑制できると考えられてい
る。

臨床栄養管理による医療費の抑制

　ところで、病気になると食欲低下、味覚障害、栄養素の消化・吸収さらに代謝の変化等により病院性栄養不良 (hospital malnutrition) が出現する。患者の栄養不良は、QOLを低下させ、薬物や手術の治療効果を低下させ、入院在院日数を増大させ、結局は医療費を増大させる。現在、病院食や経腸栄養・静脈栄養等による臨床栄養管理の重要性が叫ばれるようになったのは、傷病者の栄養状態を改善することにより、治療効果が上がり医療費が抑制できることがわかってきたからである。特に、「定額払い制」になると、医療機関が医療費を抑制すれば、それだけ病院の収入は増加することから、臨床栄養管理は安上がりの医療として評価されるようになった。

　さらに、近年、慢性疾患の患者さんが高齢化し、食事療法に新たな課題が生じてきている。

　第一に、高齢者には複数の病気が合併し、各組織・臓器の障害が複合的に起こっているので、特定の代謝障害に対応する従来の食事療法は効果を発揮しにくくなる。つまり、完治しない慢性疾患が複数存在し、それぞれの疾患が関連しながら増悪化が進むために、全身の状態を総合的に把握した中で、治療の優先順位 (priority) を決めて、エネルギーや栄養素の適正量を決定しなければならないことになった。

　第二に、糖尿病や腎臓病の高齢者の中から、やせ、貧血、サルコペニア、低アルブミン血症、骨粗鬆症、骨折などの低栄養疾患が出現しつつある。病気が存在しなくとも、フレイル（虚弱）になる高齢者は多い。加齢による低栄養の出現は、食欲や味覚の低下、咀嚼・嚥下等で摂取量が減少すると同時に、栄養素の合成・分解能力が低下し、回復にも時間を要すること等が関与している。食事療法は、健康人の食事と比べると、いわゆるアンバランス食を強制している面もあるので、長期に実施すれば栄養不良を起こす危険性は高くなる。

病院給食の危機と打開策

　このように、食事療法が多様化、個別化する中で、現在、病院給食の運営が危機的状況にある。原因は、①給食業務を担う人材不足、②人件費、給食材料費、消費税の高騰により給食経営が困難になりつつあること、③病院自体の経営が悪化しつつあること、④入院日数の減少や在宅医療の推進により喫食者が減少していること等がある。病院給食から撤退し、条件の悪い病院に対しては受託しない給食会社も現れている。とりあえずの対応として、外国人を含めた労働力の確保、賃金を含めた調理従事者の環境改善、業務の合理化等を検討すべきである。中長期的計画として下記のことが考えられる。

　1.　給食業務の徹底的合理化

　合理的な給食システムの構築と、事務や調理の業務にはIT、AI、さらにロボットを活用して、業務を改善する。近年、調理技術の進歩により、各種加工食品の導入やチルド方式、セントラルキッチン方式の採用等、給食業務の合理化の研究が進んでいる。この場合、病人食の特徴である個々の患者さんの特性に合わせた個別性をどのようにシステムに組み込んでいくかが、重要な課題になる。

　2.　病院給食と臨床栄養管理

　給食業務の合理化を進める中で忘れてならないことは、病院給食の最大の特徴である対象者の臨床的な多様性と個別性への対応である。具体的に言えば、医療機関が積極的に取り組んできた入院栄養管理やNSTによる臨床栄養管理と、集団給食施設として運営されてきた病院給食の連携である。この両者のカギになるのが管理栄養士の病棟配置だと思っている。

　管理栄養士が病棟で行う栄養状態の把握と判定、栄養管理計画、さらにモニタリング、患者さんの嗜好や喫食状態等の情報をいかに合理的に、敏速に、かつ確実に事務所や厨房に伝達して、食事に反映させるかが課題となる。患者さんの栄養不良を放置していると手術の回復が悪く、薬物の効果も悪化し、さらに免疫力の低下により院内感染が増大す

る誘因にもなり、医療の経済効率が低下し、医療の安全管理の点からも危険度は増大する。既に入院基本料に栄養管理は含まれ、栄養指導料は以前の倍額になっていることから、管理栄養士の病棟配置は、人件費の観点からも可能になっている。

　一方、食事代の自己負担額が増大するにつれて、患者さんからの食事や栄養管理に対するクレームや質問が多くなっている。患者さんは、病気が原因ではなく、栄養管理が不十分で餓死したのだと訴えられる病院も出始めている。管理栄養士が患者さんのそばにいて、食事への不満の話を聞き、その場で対処すれば問題が解決し、サービスの向上にもなる。つまり、給食の合理化は、病棟に管理栄養士を常駐させることを前提に検討しなければ、単に給食の手抜きをしたことになり、強行すれば、安全管理上の新たな問題を引き起こすことになる。

6) 疾病別食事療法の特徴

　栄養・食事療法が必要な代表的疾患とその特徴を整理すると下記のようになる。

1. 糖尿病

　糖尿病は、膵臓から分泌されるインスリンの量の不足か作用低下により、高血糖になる疾患で、長期に及ぶと糖質や脂質の代謝異常により動脈硬化、腎障害、網膜症、神経症状等の合併症を招く。食事療法の基本は、糖質代謝を中心とした各種代謝をできる限り正常化し、合併症を予防することにあることから、低エネルギー食や低糖質食が実施される。食後血糖の異常な上昇が心血管死亡リスクを高めることから、glycemic index (GI) が利用され、GI値は、水溶性食物繊維、脂肪、たんぱく質、酢、牛乳・乳製品と一緒に摂取すると上昇を抑制できる。

2. 脂質異常症

　脂質異常症は、血液中のコレステロールやトリアシルグリセロールが異常状態になり、動脈硬化の誘因となっている疾患である。食事療法で

は、摂取エネルギーや糖質の制限と同時に、脂質の内容を調整する。肥満を合併する場合は、肥満の改善が第一に必要であり、血清総コレステロール (TC) 及びLDLコレステロール (LDL-C) が高値の場合は、飽和脂肪酸を制限し、多価不飽和脂肪酸を摂取する。しかし、多価不飽和脂肪酸の過剰摂取は、HDLコレステロール (HDL-C) を低下させ、酸化反応を受けやすくさせるので、HDLコレステロールが低値を示す場合は、一価不飽和脂肪酸であるオレイン酸を多く含む油を使用する。魚介類に多いn-3系多価不飽和脂肪酸の摂取量と冠動脈イベントや心筋梗塞による死亡率には負の相関関係が認められている。これらの油脂にはトリアシルグリセロールの低下作用、血圧低下作用、血小板凝集抑制作用、内皮機能改善効果が認められている。

3. 高尿酸血症、痛風

高尿酸血症は、血液中の尿酸濃度が異常に高値になった疾患で、痛風は、尿酸が結晶化して尿酸塩となり、これが関節に蓄積して急性関節炎を起こした状態をいう。食事療法の基本は、尿酸の産生を抑制するために、過食・肥満、高プリン体・高たんぱく質食を避けて、アルコールの多飲を控え、尿酸の排泄を増大させるために水分補給を十分行う。プリン体の含有量が著しく高い食品は控える。

4. 高血圧症

肥満を合併する高血圧者には、減量を優先的に行い、減量で解決できない場合は、徹底した減塩食とする。減塩は、柑橘類や香辛料を使用し、減塩しょうゆ・みそ等の減塩食品を活用して、おいしく食べられるようにする工夫をする。その他、魚介類、大豆製品、牛乳・乳製品、野菜類、果物類、海藻類を積極的に摂取して、たんぱく質、食物繊維、カリウム、カルシウム等を積極的に摂るようにする。

5. 慢性腎臓病 (CKD)

慢性腎臓病 (Chronic Kidney Disease：CKD) は、尿蛋白の陽性などの腎疾患を示す所見、もしくは腎機能低下が3か月以上続く状態である。食事療法は、CKDのステージにより異なり、エネルギーが十分補給さ

れた上でのたんぱく質と食塩の調節が基本になる。いずれのステージにおいても肥満が存在すれば、CKDの増悪化を予防するために、減量を行い、高血圧が存在する場合は食塩を6g/日未満に制限する。腎機能低下のステージは糸球体濾過量（Glomerular Filtration Rate：GFR）により診断され、たんぱく質摂取量は進行度合いにより制限する。高カリウム血症の場合は、カリウムの摂取量を制限する。たんぱく質の制限が厳しくなれば、日常の食品だけでは料理や献立が困難になるので、病者用の低たんぱく質食品を活用し、栄養状態への影響も検討する。

6. 外科手術

　手術は、生体に対しては大きな侵襲となり、栄養必要量を増大させる。一方、疾病や障害により食事の摂取量が減少するので、栄養状態の変化には注意が必要である。特に、低栄養は、消化器疾患の手術において顕著に表れる。術前から栄養状態を改善させ、疾病の種類により、術中・術後には適正な食事療法や栄養補給が必要になる。病状、栄養状態、摂食能力等を総合的に判断して栄養補給法を決定していく。この場合、食事、経腸栄養、さらに静脈栄養と、栄養補給に対する強制度が高くなるほど生理的リスクは高くなり、可能な限り経口摂取である食事療法へ移行させる努力が必要である（表6-1）。

　経口摂取が不十分な場合は、経口・経腸栄養食品をプラスする方法も頻繁に行われる。体重、摂取量、消化・吸収能の低下、さらに必要量の

表6-1　食事療法（経口摂取）の意義

1	最も生理的な栄養補給法で、特別な器具を必要としない。
2	補給されるものが量的にも質的にも豊富で、制限されるものが少ない。
3	食欲と味覚が満たされ、満腹感による精神的満足感が得やすい。
4	食事による内分泌系、神経系の調節を受けやすい。
5	口腔内を食物が通過することが、次の消化・吸収、代謝のイニシエーターになる。
6	食品に含有される未知の栄養素や有効成分が摂取できる。

増加の有無等を観察したり、検査によりモニタリングしながら、栄養の補給法と投与栄養量を検討する。一般に手術後は、消化管への負担を考慮して、絶食から流動食、三分粥食、五分粥食、全粥食、そして常食へと上がり、そのスケジュールは常にモニタリングしながら実施されなければならない。間食を入れた頻回食として、一食の負担を軽くすることも検討する。

参考文献

1) 中村丁次編著. 栄養食事療法必携第3版, 医歯薬出版, 2017
2) 鈴木　博・中村丁次編著. 三訂臨床栄養学I, 建帛社, 2016
3) 鈴木　博・中村丁次編著. 三訂臨床栄養学II, 建帛社, 2015
4) 中村丁次, 小松龍史, 杉山みち子, 川島由紀子編著. 改定3版臨床栄養学, 南江堂, 2020
5) 近藤和雄, 中村丁次編著. 臨床栄養学 II 疾患と栄養編, 第2版, 第一出版, 2009
6) 中村丁次, 他. 肥満, 糖尿病, 腎臓病, 高血圧症における食事療法の有効性に関する学術的検討. 厚生労働科学研究食品の安心・安全性確保推進事業「健康食品における安全性確保を目的とした基準等作成のための行政的研究」平成19年度総括・分担報告書. p.41-88, 2008
7) 遠藤昌夫. 経腸栄養法. *Medicina* **31**(6)：1154-8, 1994
8) 岩佐正人, 小越章平. 経腸栄養に関する最近の動向. 医学のあゆみ **173**(5)：479-83, 1995
9) 中村丁次. 栄養管理に必要な技術, 体制. 栄養－評価と治療 **15**：9-14, 1998

7章 人生100年時代の栄養

1）健康寿命の延伸とは

　いつの時代においても、人々は健康と長寿を願う。権力者やお金持ちには特にこの思いが強く、彼らが不老不死、健康長寿の食品や薬を探し求める話は、世界中に存在する。しかし、残念ながら、この願いをかなえた者は、未だいない。人間が生物である限り、加齢による生理機能の低下と命の終焉は誰にも訪れる。いわば、不老不死の食品や薬を探し求めるのは、生物としての宿命的課題への挑戦であり、未だ解決法はない。しかし、一方で100年前と比べれば、私たちの健康状態は向上し、確実に長生きができるようになった。つまり、不老不死は夢物語だが、健康状態の向上、疾病の予防、さらに医療の進歩により、健康な長寿、いわゆる健康寿命を延伸することは、十分可能性がある。

　2016年、ロンドン・ビジネススクールのグラットン教授（Lynda Gratton）とスコット教授（Andrew Scott）が「LIFE SHIFT：100年時代の人生戦略」（東洋経済新報社）を出版し、世界に衝撃を与えた。先進諸国では、2007年生まれの2人に1人が103歳まで生きることができる「人生100年時代」が到来するとし、100年間生きることを前提とした人生設計を提唱したのである。日本人の平均寿命は、今後も伸び続けて2007年生まれの子どもの半数は107歳まで生き、その時も世界一の長寿国を維持しているとの予測がある。日本政府は、2017年9月に、安倍首相を議長とする「人生100年時代構想会議」を発足させ、超長寿社会における経済・社会システムに関する議論を始めた。

人生100年時代の課題

　さて、このような超高齢社会に、我々は、健康で、幸せな生活はできるのか？　年金、保健、医療、福祉、栄養、食事はどうあるべきなのか？重要な課題である。

　WHOは、高齢社会に向けた革新的報告書「高齢化と健康に関するワールド・レポート（World Report on Ageing and Health 2015）」を発表した。この報告書の何が革新的かと言うと、この報告書からは、一般的に言われている高齢社会に対する悲壮感や不安が感じられないからである。報告書には、「高齢者は依存者ではない」、「高齢化は医療費の増加をもたらすが、予想するほど高くはならない」、「過去ではなく未来に展望を持つ」、「高齢者への支出は負担費用ではなく投資と考える」、「高齢者の医療や介護などの費用負担が強調されすぎ、社会貢献が過小に評価されている」、「コスト削減の努力と同時に高齢者を支える政策に投資すべき」等、元気の出る言葉が散りばめられている。

新たな健康観の視点

　高齢者は、確かに種々の身体能力が喪失・低下し、慢性疾患を複数抱えるようになり、死に至るリスクが高くなる。しかし、このような状況下でも、年をとると発症しやすくなる病気を予防、治療し、残されている心身の機能を活用すれば、自立した日常生活が営まれ、幸福な人生を送ることができる。さらに、病気になり障害を持ったとしても、元気な高齢者になることは可能であり、健康寿命の延伸とは、このような高齢者を増やすことを目指している。

　もう一つ大切な観点がある。それは、高齢者に対する「健康寿命の延伸」における健康と、従来、病気の発症予防を目指した「健康づくり」の健康とは、異なった健康観に基づいている点である。手足に障害を持つパラリンピック選手を不健康者とは誰も言えないように、がん、糖尿病、心臓病、腎臓病等を持ったとしても、家事や仕事、さらに趣味やボランティアに励む元気な高齢者を不健康者だとは言えないのである。い

わば、病人でも障害者でも、自立した生活で幸せを感じながら長生きができる長寿社会を目指すべきである。

2) 高齢者の生理的変化と栄養

　加齢に伴い全身の機能は低下し、身体的、精神的、かつ環境への適応能力が減退する。変化は、各器官・臓器ごとに違い、個人や環境によっても一様ではない。身体的には、身長の減少、椎間板の萎縮性変化、脊椎骨の扁平化、脊椎、足の彎曲、体重減少、皮膚の乾燥、歯牙の脱落が起こり、運動機能としては、動作が緩慢で不安定となり、筋力、持久力は低下する。身体の構成成分である筋肉の減少ややせによる水分貯蔵の減退は、脱水を起こし、骨量の減少により骨粗鬆症になりやすくなる。

　加齢に伴い、大部分の臓器が萎縮して、生理機能は全体的に低下する。しかし、臓器による差が生じ、例えば、循環機能である心拍出量は低下する一方、血管内腔の狭窄・末梢血管抵抗の増大が起こり、肺の萎縮や弾力性の低下が起こる。消化機能では、口腔の乾燥、唾液、胃液・胆汁、膵液などの分泌量が減少し、咀嚼機能の低下、嚥下反射の低下、食道の蠕動運動の収縮力が低下し、さらに腸の蠕動運動の低下が起こることから、消化・吸収機能は全体的に低下する。

　また、舌乳頭や味蕾の数の減少、味細胞機能の減退などにより味覚の低下が起こり、舌や口腔粘膜の温度覚、触圧覚の減退により嗜好の変化も観察される。造血機能としては、赤血球、ヘマトクリット値、ヘモグロビン量の低下、血清鉄、鉄結合能の低下が起こる。精神的機能も全体的に低下し、特に脳は重量が減少し、脳の血管の弾力性の低下が起こり、精神機能では、言語的能力、推理的能力、洞察力は比較的保持されるが、非言語的能力である知能効率、学習効率、記銘力、想起力が低下する。

高齢者の栄養不良の原因

　このような生理的変化の中で、高齢者は栄養不良を起こす割合が高くなる。その理由は、高齢になると、味覚変化、歯の喪失、咀嚼力や唾液量の減少、咀嚼・嚥下の運動機能の低下、薬の増加による唾液の減少、消化酵素活性の低下等により、食事全体の摂取量が減少するからである（表7-1）。食事の内容が、肉料理から、魚介類や野菜の料理などあっさりしたものに変化し、油脂類、肉類、牛乳・乳製品、卵類の摂取量が減少することも関係している。このことで、摂取エネルギー、たんぱく質、脂質、ビタミン、ミネラルが不足する。

　摂食量が減少すると、体重が減少する中で、特に除脂肪体重（Lean Body Mass：LBM）が減少しやすく、筋力の減少、細胞内水分の減少などが生じる。筋力が低下すると活動性が低下して運動量が減少する。運動量が減少すると食欲が低下すると同時に、筋肉量が減少して基礎代謝の低下が起こり、消費エネルギー量が減少して摂取量が減少する負のスパイラルが起こってくる。結局、低栄養により、活力が低下し、疲労感が増大して、QOLは低下する。高齢者に起こるこのような低栄養は、やせ、エネルギー・たんぱく質欠乏症、サルコペニア、鉄欠乏性貧血、カルシウム不足による骨粗鬆症等の欠乏症が発症するリスクを高める。また、このような栄養欠乏症に至らなくても、不足状態で各種の不定愁訴が発症しやすくなる。

表7-1　食事の摂取量が減少する要因

1	加齢	食欲低下、嗅覚・味覚低下
2	病気	咀嚼・嚥下障害、消化器疾患、炎症・がん、代謝疾患、薬の副作用
3	精神・心理	認知機能障害、うつ、誤嚥・窒息への恐怖
4	社会	一人暮らし、介護不足、孤独、貧困
5	その他	不適合な食形態、肥満・生活習慣病への過度な反応、誤った栄養・食事の知識

3）高齢者の腹八分のリスク

　多くの日本人は、貝原益軒の「養生訓」の影響もあり、「腹八分目食」が健康長寿に有効だと信じている。果たして、そうなのだろうか？

　「腹八分目食」は、栄養学的に言えば「エネルギー制限食」となる。2009年、アメリカのウィスコンシン大学（University of Wisconsin：UW）は、ヒトに最も近いアカゲザルを長年にわたり飼育し、エネルギー制限食の長寿効果を発表した（図7-1）。エネルギー制限食で飼育されたサルの方が、雄も雌も長生きしたのである。この成果により、やはり「腹八分目食は健康長寿食」だと多くの研究者が信じた。ところが、2012年にアメリカの国立加齢研究所（National Institute on Aging：NIA）は、UWと同様に、アカゲザルを用いてエネルギー制限食を実験したが、死亡率の低減は認められず、寿命も延伸させる効果はなかったと報告した。ほぼ同じ実験であるのに、なぜ違った結果が出たのか？　両グループは約5年間にわたり論争を繰り返した。しかし、もうこれ以上混乱を続けることはできないとの思いで、両者が同じテーブルにつき、原因を詳細に検討して、2017年、連名による報告書を発表した。

エネルギー制限研究の落とし穴

　異なった結果になった理由は、簡単なことであった。それは、エネルギー制限食の介入開始時の年齢の違いであった。つまり、UW研究は7〜15歳（ヒトの21〜45歳）で、NIA研究は1〜5歳（ヒトの3〜15歳）と16〜23歳（ヒトの48〜69歳）をそれぞれ対象にしていた。つまり、成人へのエネルギー制限食は、中高年に起こる肥満やメタボリックシンドローム対策に有効で、長寿に結びつくが、成長期にある小児や、フレイルが起こりやすい高齢者には効果はなかったということになる。しかも、エネルギー制限食に効果があったサルには骨密度の低下が観察され、長寿ではあったが骨粗鬆症の予備群を作っていたことになった。結局、高齢者における腹八分目食は、長寿には結びつかないのであり、エ

図7-1　エネルギー制限食の効果

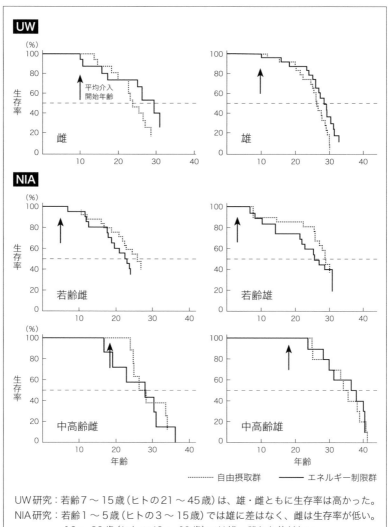

UW研究：若齢7〜15歳（ヒトの21〜45歳）は、雄・雌ともに生存率は高かった。
NIA研究：若齢1〜5歳（ヒトの3〜15歳）では雄に差はなく、雌は生存率が低い。
　　　　　16〜23歳（ヒトの48〜69歳）では雄・雌とも差がない。

ネルギー制限すれば、骨密度が低下して要介護のリスクを高めることになることがわかった（図7-2）。

4）サルコペニアとフレイル

　要介護の誘因となり、健康寿命の延伸を妨げる原因としてサルコペニアとフレイルが注目されている。サルコペニアとは、加齢による骨格筋量の低下をいい、副次的に筋力や有酸素運動能力の低下が見られる状態をいう。筋肉量の低下を必須項目とし、筋力または身体能力の低下のいずれかが当てはまればサルコペニアと診断される。一方、フレイルとは、日本語で「虚弱」と訳され、単に筋肉の量や機能が低下するだけではなく、認知機能の低下やうつなどをもたらす精神的なフレイル、引き

図7-2　長期エネルギー制限による骨密度の低下

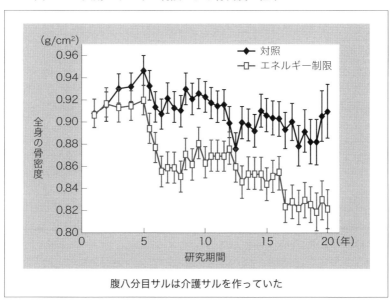

腹八分目サルは介護サルを作っていた

資料) UW研究(*Age(Dordor)* **34**:1133-43, 2012)

こもりや他人とのコミュニケーションが減少する社会的なフレイルも含まれる。つまり、サルコペニアが、全ての年齢層における筋肉量の減少を主症状とする疾病であるのに対して、フレイルは、筋肉に限定されない加齢に伴う全身の機能低下状態である。

サルコペニアとフレイルの原因

　これらの誘因となる共通要因は、エネルギーとたんぱく質が不足している低栄養である。低栄養になると疲労感の増大や活力の低下、筋力低下による歩行速度の低下、活動量の低下が起こり、サルコペニアにもフレイルにもなりやすくなり、介護リスクは増大する。近年、高齢社会を迎えて、特にフレイルが注目されている。北欧の男性を1970年代から2007年までの長期間観察した研究が発表されている。長期間のBMI（Body Mass Index；体格指数）の変化とフレイルの発症を4群に分けて検討すると、正常域無変化群、一貫した過体重群、体重増加群には関係は見られなかったが、体重減少群のみに有意にフレイルの発症が増大していたのである。

　フレイル対策に重要なことは、エネルギーやたんぱく質不足によるやせや筋肉の低下を防ぐことであり、うま味を活用してしっかり食べることが有効である。一方、非感染性疾患である生活習慣病を防ぐために、中高年齢期から積極的にメタボリックシンドローム（メタボ）対策に取り組み、腹八分目に食べてウエイトコントロールをすることが重要になる。つまり、加齢に伴うフレイル対策には、しっかり食べてやせないようにすることが必要になり、ある年齢に達したら腹八分目に食べるメタボ対策からギアチェンジをしなければならなくなる（図7-3）。

自立高齢者となるには

　東京都健康長寿医療センターの北村明彦らは、高齢者検診を受信した65歳以上の対象者に対してフレイル区分、メタボリックシンドローム区分別の自立喪失、要介護、死亡の発生率をアウトカムとして観察して

図7-3　メタボリックシンドローム対策からフレイル対策への移行

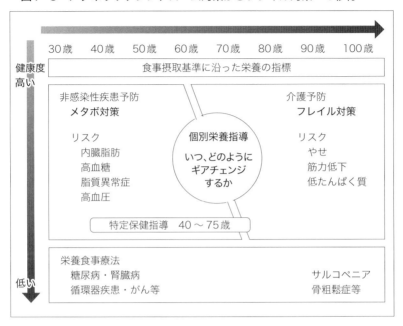

いる（表7-2）。その結果、フレイルの程度が進んだ群ほど、アウトカムの発生率はいずれも高値を示し、7年間の自立喪失発症率は、男性ではフレイルなし群に比し、プレフレイル群で約2倍、フレイル群で約5倍、女性でもプレフレイル群で約2.5倍、フレイル群で約6.5倍を示した。アウトカムの年齢調整ハザード比では、前期高齢者の方が後期高齢者に比して高く、いずれも3～4倍の高いリスク比を示し、フレイルは高齢期でも早期に発見して取り組む方が効果的であることを明らかにした。

　一方、メタボ区分で観察すると、メタボ群と非メタボ群では、アウトカムの発生率は、いずれの項目においても関係なく、メタボ対策では効果がないことがわかった。つまり、65歳以上になると、BMIが25kg/m^{2}以上の人は、引き続き腹八分目食による減量が必要であるが、それ以外の人は減量を目標とせず、しっかり食べることが重要になる。

表7-2　フレイルの区分別自己喪失、要介護、死亡の発生率（7年間）

| | | フレイル区分 | | |
		フレイルなし	プレフレイル	フレイル
男性	〈平均年齢〉	〈69.5〉	〈71.1〉	〈74.8〉
	自己喪失	22.8	42.9 (1.9)	110.4 (4.9)
	要介護（要支援を含む）	10.7	24.4 (2.3)	77.3 (7.2)
	要介護（2以上）	5.0	11.1 (2.2)	42.8 (8.6)
	全死亡	29.5	53.6 (1.8)	124.7 (6.1)
	循環器疾患死亡	2.9	9.3 (3.2)	38.4 (13.3)
女性	〈平均年齢〉	〈68.7〉	〈70.9〉	〈75.7〉
	自己喪失	13.6	32.9 (2.4)	90.8 (6.7)
	要介護（要支援を含む）	11.9	26.7 (2.3)	77.4 (6.5)
	要介護（2以上）	5.9	8.8 (1.5)	32.0 (5.4)
	全死亡	5.3	20.9 (0.3)	58.1 (11.0)
	循環器疾患死亡	1.8	6.2 (3.5)	20.3 (11.3)

全てのアウトカムにおいて、フレイル群は「なし群」に比べて有意に高値。自己喪失は5倍。
自己喪失とは、初回の要介護認定（要支援1以上）または認定前死亡である。

　既に慢性疾患を有する高齢者にも、新たな問題が起こり始めている。高齢糖尿病患者にサルコペニア、認知機能低下、ADL（Activities of Daily Living；日常生活動作）低下、転倒、骨折など老年症候群やフレイルが、非糖尿病患者に比べて起こりやすく、高齢糖尿病患者にフレイルが合併すると介護度が増すと同時に死亡率も高くなることがわかってきた。ヘモグロビンA1c（HbA1c）が8.0％以上になると糖尿病の各種合併症が起こりやすくなるが、7.0％未満になると骨折、転倒が多く、フレイルにもなりやすくなる。各国で、高齢糖尿病ではHbA1cの目標値を一般の糖尿病患者より高めに設定することが検討されている。

栄養・食事療法の個別化への対応

　このような背景を踏まえて、2019年9月、日本糖尿病学会は「糖尿病

診療ガイドライン2019」を発表した。1日の総エネルギー摂取量の算定方法は、従来のように体重 (kg) ×エネルギー係数 (kcal/kg) としながらも、体重は標準体重から目標体重にし、エネルギー係数も身体活動レベルだけではなく病態レベルも考慮した柔軟な対応にした。つまり、食事療法全体を個別対応型にすると同時に、特に肥満や低体重・低栄養・フレイルの高リスクを持つ高齢患者に対しては、個々の病態や栄養状態に即した内容にすべきだとしている。具体的には、目標体重 (kg) の目安は、65歳未満は身長 (m)^2×22とし、65歳以上は身長 (m)^2×22〜25の幅の中で個別に設定し、特に75歳以上の後期高齢者では、現体重に基づき、フレイル、ADL低下、併発症、体組成、身長の短縮、摂食状況や代謝状態の評価を踏まえて、適宜判断するとしている。身体活動量も係数と表現され、3段階から選ぶように進められている。

　高齢化に伴い、食事療法は個別化し、栄養管理の方法も複雑化してきている。栄養状態、治療法、薬、遺伝的体質、栄養補給法、さらに地域や家庭の環境、人間関係、学習能力や経済状況を総合的に考慮して、その人に最もふさわしい栄養・食事療法が必要になる。そのために、管理栄養士から身近に相談が受けられる場所を作る必要があり、日本栄養士会は、「栄養ケア・ステーション認定制度」を2018 (平成30) 年度から開始した。栄養ケア・ステーションでは、地域の方はもちろん、自治体、健康保険組合、民間企業、医療機関などを対象に、栄養食事相談、特定保健指導、セミナー・研修会などを開催して、幅広いサービスを展開している。

　また、病院では、急性医療の中心となる集中治療室において、合理的で早期の回復が望まれる栄養管理を進めるために管理栄養士が活躍し (写真23)、2020 (令和2) 年度の診療報酬改定では、その活動が評価された。

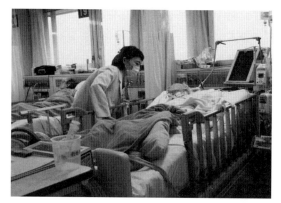

写真23　集中治療室で栄養管理に携わる管理栄養士

5）在宅高齢者の栄養食事ケア

　高齢者は、疾患が複雑化すると同時に、心身の機能低下が生活に影響を与える。したがって、個人が持つ身体的な機能能力を高めるための栄養状態の改善と、自立できる生活を可能とする環境改善が必要になる。低栄養状態になると体重減少と同時に、体温や脈拍数の減少、体力低下、浮腫、視力・聴力低下等の生理的変化が起こる。さらに、注目すべきなのは、集中力や注意力の低下、抑うつ、イライラ、無気力、ヒステリー等、高齢者に見られる精神的変化が起こる。つまり、低栄養により、疾病とは直接関係ない、心身の機能低下が起こるのである。疾病の治療と同時に高齢者のQOLを維持、向上させるための栄養管理が必要である。

　ところで、人間は、いつの時代においても、健康で普通に生活ができることを願っている。高齢者になると医療機関や高齢者施設で日々を送ることが多くなるが、幸福感を感じながら健康寿命を維持するには、可能な限り住み慣れた地域や自宅で生活し、在宅での栄養管理が望ましい。

在宅高齢者の栄養改善のポイント

在宅高齢者の栄養改善には下記のポイントがある。

① 高齢者の低栄養は、全身に栄養不良が見られるので、ある特定の栄養素や食品を摂取するだけでは解決せず、全ての栄養素が不足しないようにする必要がある。エネルギー、たんぱく質はもちろんであるが、食物繊維やビタミン、ミネラルも不足しやすくなる。食事の摂取量が低下している場合、なぜ、食べられなくなったのかを知ることも必要であり、該当した要因をできる限りの範囲で改善する。具体的には、食欲を増進する酢、香辛料、嗜好性の高い食品、さらに各種の調味料、うま味を適度に使い、料理の温度管理、テーブルや部屋の雰囲気、匂いなどに気を付けることも大切である。その上で、共食に心がけ、食事中は不快になる話題は出さないことである。また、咀嚼や嚥下が困難な場合は、濃厚流動食品や咀嚼・嚥下困難者用食品等の「特別用途食品」を活用するのもよい方法である

② 対象者や家族、あるいは同居人、さらに家庭を取り巻く地域の人々との人間関係や地域の特徴、加えてコンビニエンスストアやスーパーマーケット、食品店、及びレストランや食堂など、在宅での食事を支えてくれる環境を把握し、これらを有効に活用することも必要になる。

③ 栄養管理に関する知識や技術に対する対象者自身、家庭、地域の能力や支援体制の調査しておく。これらを把握して、実際の食事や経腸・静脈栄養の実施についてのケア計画を組み立てる。

④ 高齢者においては、性、年齢、さらに健康状態や疾病状態が同一だとしても、画一化された食事法や食事療法は存在しないと考えるべきである。個々の対象者が持つ疾病の程度、多様性、健康障害のリスク、その上に生活習慣、薬物等を考慮した個別化された総合的な栄養管理の方法を、医師、管理栄養士、看護師、薬剤師、保健師、理学療法士、作業療法士等と連携して作成、実施していくことも必要になる。

参考文献

1) Beard JR, Officer A, Cassels A. World report on ageing and health, World Health Organization, Geneva, 2015.

2) Keys A, Brožek J, Henschel A, Mickelsen O and Taylor HL. The Biology of Human Starvation (2 volumes), University of Minnesota Press, 1950

3) Colman RJ, Anderson RM, Johnson SC, *et al.* Caloric restriction delays disease onset and mortality in rhesus monkeys. *Science* **325**:201-4, 2009

4) Mattison JA, Roth GS, Beasley TM, *et al.* Impact of caloric restriction on health and survival in rhesus monkeys from the NIA study. *Nature* **489**:318-21, 2009

5) Mattison JA, Colman RJ, Beasley TM, *et al.* Caloric restriction improves health and survival of rhesus monkeys. *Nature Communications* **8**: 14063, 2017

6) 北村明彦, 新開省二, 谷口 勝, 他. 高齢期のフレイル, メタボリックシンドロームが要介護認定情報を用いて定義した自立喪失に及ぼす中長期的影響：草津町研究. 日公衛誌 **64**(10):593-606, 2017

7) Strandberg TE, Stenholm S, Strandberg AY, *et al.* The "obesity paradox," frailty, disability, and mortality in older men：a prospective, longitudinal cohort study. *Am J Epidemiol* **178**(9):1452-60, 2013.

8) Zaslavsky O, Walker RL, Crane PK, *et al.* Glucose levels and risk of frailty. *J Gerontol A Biol Sci Med Sci* **71**:1223-9, 2016

8章 国際的視点から見た日本の栄養

1)「日本で国際会議が、本当にできましたよ」

　2008（平成20）年9月8日、第15回国際栄養士会議（15th International Congress of Dietetics：ICD 2008）が、パシフィコ横浜において開幕した。会議のメインテーマは「人類の健康のために、世界中の栄養士の連携と協力を」である。57カ国から8,028人が参加し、日本一の広さを持つ国立国際会議場の大ホールは参加者で埋め尽くされた。舞台には参加国の国旗が並び、厳粛な音楽と同時にICDの意義や歴史を紹介する映像が流されると会場は異常な興奮に包まれた。前日の18時より、大ホールのマリンロビーにおいてウエルカムパーティが催されていた。土砂降りの雨にもかかわらず、予定人数を大幅に上回る参加者を迎えた会場では、和太鼓が打ち鳴らされ、ジャズが演奏され、さらに踊ったりする者も現れ、活気に満ちあふれた歓迎会となっていた。

日本のICD開幕

　当日の朝、前日の雨はうそのように晴れ渡っていた。8時30分、いよいよ我が国でICDの幕が開かれた。巨大スクリーンに開催の文字が映し出され、壇上にはICDA（International Confederation of Dietetic Association；国際栄養士連盟）の理事、開催国関係者、そして、その背後には参加各国の国旗が並び、その前に57人の各国代表者が着席した。坂本元子ICDA日本代表理事、サンドラ・カプラICDA会長の挨拶に続き、開催国を代表して、私が挨拶した。私は、挨拶の中で、世界には、貧困から生まれる開発途上国の低栄養と高度経済成長による富裕層の過栄養の問題が共存する。また、先進諸国には、食料があふれていなが

ら、傷病者や高齢者、また若い女性にみられる新しいタイプの低栄養が深刻な問題となりつつあり、これらを解決するには、各国の栄養関係者による対面での (face to face) 国際交流が必要であると述べた。実は、ICD2008のエンブレムは、世界的に有名なイラストレーターの和田誠氏（奥様は料理研究家の平野レミさん）のデザインである。世界的に通信技術が進歩する時代になったが、大切なことは人間同士が顔を見合わせてコミュニケーションを図ることだとのメッセージが込められていた（写真24）。

開会式での英語の挨拶文は、約半年かけて書き上げ、1か月前には出来上がっていた。

アドリブの開会宣言

しかし、本番が近づくにつれて、何となく物足りなさを感じてきた。それは、約30年間にわたり夢に描いてきた舞台で、その強い思いを伝えるべき言葉が見つからなかったからである。1週間前になっても、前日になっても、言葉が出てこない。「自分の思いや感情が言葉を超える」というのは、このような状況をいうのかと思った。

開会式の当日の朝、覚悟を決めた。「何も決めないで演壇に上がって、その時に自然に発する言葉にしよう」。その言葉は、日本語でも英語でもよいと決めた。

舞台の階段を一歩ずつ上がり、大舞台の壇上へ上り詰め、突然目に入ってきたのは、私に集中している大会場を埋め尽くされた参加者の視線であった。「なんだ、この美しい風景は！」と思った。とっさに出てきた言葉は、「皆さん、見てください。本当に日本で国際会議ができましたよ」。会場から拍手が沸き上がり、その音は次第に広がり、ホールをとどろかせる大きな波動になった。

終了して、「あの一言で、あなたの全ての気持ちが分かった」と多くの人々から言っていただいた（写真25）。

その後、厚生労働大臣、神奈川県知事、横浜市長からの祝辞をいただ

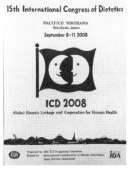

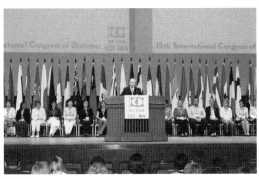

写真24　第15回国際
栄養士会議 (ICD 2008)
のポスター

写真25　開会式の様子

いた。

充実の ICD 2008

　基調講演は、伊藤正男 (理化学研究所脳科学総合研究センター特別顧問) による「食べることの価値―脳はどのように判断するか」であり、栄養と脳の機能の関係をわかりやすく話された。ICDA ワークショップとして「倫理綱領と基準／教育と活動」が行われ、会期中には、教育講演12題、シンポジウム・ワークショップ (臨床栄養学6題、公衆栄養学3題、予防／疫学2題、食品2題、栄養学全般5題、フードサービス1題、栄養教育4題、栄養を中心とした医療・制度・政策・行政2題、人間環境と栄養1題、スポンサードシンポジウム7題、オムニバス1題)、日本語セッション5題、一般演題としては、口頭発表が約90題、ポスター発表が約640題組まれ、研究発表と自己研鑽の場にふさわしい内容になっていた。

　展示会場には、日本企業・団体52、海外企業5、日本栄養士会の栄養ケア・ステーション、さらに47都道府県の各ブースが設置され、会場の一角にキッチンステージが設けられ、国内外の6企業・団体による9ステージが2時間ずつ繰り広げられた。7日には、「ニュートリションウォーク

（Nutrition Walk）2008」が行われ、1,000人が「ICD 2008 Yokohama」のゼッケンを付け、横浜の街を歩いた。8日には日本フィルハーモニー交響楽団による「イブニングコンサート」（横浜みなとみらいホール）が、9日にはバンケット（パンパシフィックホテル横浜：現 横浜ベイホテル東急）が、そして江戸下町や鎌倉を巡るツアーなど、楽しい催しもあった。

　閉会式では、山本茂実行委員会委員長から参加していただいた皆様に感謝の意が表され、マーシャ・シャープICDAカナダ代表理事が、ICDAの発展の歴史、組織、使命、これからの活動等について説明し、幕を閉じた。

2）国際会議の誘致を決意

　「ICD 2008 Yokohama」は、大成功のうちに終了した。しかし、その道のりは、平坦ではなかった。この会議は、1950年にオランダ（アムステルダム）で誕生し、4年に一度、オリンピックイヤーに栄養学の実践活動に従事している栄養士、栄養学者を中心に開催される。栄養学に関する国際会議には国際栄養学会議（International Congress of Nutrition：ICN）がある。ICNが栄養学の基礎的研究の会議であるのに対して、ICDは栄養学の実践研究とその専門職の会議だと言える。第5回大会のワシントンでの会議には、ケネディ大統領（John F Kennedy）が、パリで行われた第10回大会には、当時のシラク・パリ市長（Jacques Chirac）が出席し、第13回大会がエジンバラで開催された際にはエリザベス女王（Queen Elizabeth Ⅱ）からメッセージが届いた。このような格調高い栄養の国際会議を我が国で開催できることは大変名誉なことであり、その誘致には長くて険しい道のりがあった。

誘致までの険しい道のり

　私が、この国際会議を日本に誘致したいと決心し、その実現を夢見る

ようになったのは、1980年、サンパウロで開催されたICDの時であった。ICDの理事会が終了して、参加された森川元日本栄養士会会長とホテルまでご一緒した。

「中村君、理事会では、8年後にICDを日本で開催したらどうか、との推薦があったよ」。ブラジルには日本からの移民者が多く、会議全体の雰囲気も日本に風が吹き、当時のブラジル栄養士会会長からの推薦だった。

「会長、アジアで最初に開催するとしたら、やはり日本ですよ。ぜひやりましょう」と私は勧めた。

ところが、森川元会長から出た言葉は意外なものであった。

「残念ながら、日本栄養士会には、国際会議をするほどの財力も、語学能力もないよ」。

私は、森川元会長の寂しそうな顔を、その後、忘れることはなかった。この時から、この国際会議を日本に何としても誘致しようと考えるようになった。会議が終了して、世界遺産のマチュピチュに行った。下山して駅に向かったがスコールで大雨となり、電車で足止めされた。車内で待っている時、ふと外を見ると、線路内に敷かれた砂利の上に立ち、びしょ濡れになりながら私たちに花を差し出そうとする少女の姿があった。雨の激しさで窓を開けることができなかった。彼女は裸足のままで花を頭の上に掲げ、いつまでもその場から離れようとしないのである。買えないからもう行きなさいと手で示すのだが、少女は動かない。

誘致の決意

前の席に座っていた森川元会長ご夫婦は「私たちも、戦後は貧しく、同じように苦労したのだよ。頑張ればいつかはよくなるよ」と同じ話を、何度も繰り返された。私は、ただ無言で聞いているばかりであった。自分たちは、日本人に生まれて、経済の発展により貧困から抜け出すことができたが、彼女が貧しいこの村に生まれたのは、自身が選択したのではなく、この子に責任があるのではないと思った。この経験は、その後、

自分が国際貢献に取り組む原点となり、この国際会議を誘致する原動力となった。

3）コングレスバッグに赤いバラ

フィリピンに敗退

ICDの誘致は、簡単なものではなかった。

最初に、日本誘致を正式に発表したのは、1983年、パリで開催されたICD総会であった。その時、予想外のライバルが登場した。フィリピンのマニラである。当時、フィリピンではマルコス政権が崩壊して、アキノ大統領（Corazón Aquino）時代になった。彼女は、初めての女性大統領で、国際的知名度や人気は抜群の上、栄養問題にも関心があった。国際栄養士連盟の最大のスポンサーであったアメリカ栄養士会もアキノ政権を支持していた。一方、当時、日本は高度経済成長の真っただ中で「Japan as number one：Lessons for America」がベストセラーになり、日本経済は世界を席巻し、日本人が世界中を闊歩していた。私たちも、「日本がフィリピンに負けるはずがない」と信じていた。

結果は、1票差で負けた。

私は、当時、日本栄養士会の国際担当を外れていたので、選挙が行われた代表会議には参加していなかった。参加した人から聞いた話だと、我が国からたくさんのお土産を持参し、戦後の発展を紹介するスピーチをしたのに対して、フィリピンの代表者は「私たちには、お金がなく豪華なお土産を差し上げることはできないが、皆様を心から歓迎します」と述べたと聞いた。会議終了後、当時のICDの執行部から、日本が本当に誘致したいのなら、もっと国際貢献をすべきだと進言があり、私が日本人として初めて国際栄養士連盟の理事に選出された。

その後は、理事会が世界のあちこちで開催され、海外を飛び回る生活になった。国際栄養士連盟の理事になり、得られた最大の収穫は、その後、世界の栄養を動かす重要人物となる3人の友人が出来たことであ

る。英国のアイリーン会長(Irene Mackay)、オールストラリアのサンド
ラ会長(Sandra Capra)、そしてカナダのマーシャ会長(Marsha Sharp)
である(写真26)。アイリーンは、ヨーロッパ栄養士連盟の理事長に、サ
ンドラとマーシャは、それぞれがICDAの理事長になっていった。当時、
私を含めた4人が世界の実践栄養の方向性を決めていたと言っても過言
ではなく、3人は私のことを「テイジ」と親しく呼んでくれた。

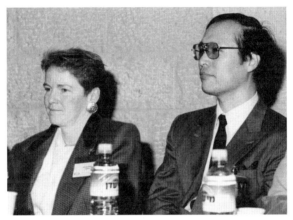

写真26　カナダ栄養士会のマーシャ会長（左、当時）と著者（右）
マーシャ会長は、後のICDA理事長となり、世界の栄養士活動の中枢（brain）である

オーストラリアに圧勝

　2000年9月、運命の時が来た。第13回大会がスコットランド・エジ
ンバラで開催され、代表者会議において2008年第15回大会の日本誘致
を正式に発表したのである。ライバルはサンドラが会長を務めるオース
トラリアのシドニーであった。その年には、シドニーオリンピックがあ
り、世界中がシドニーに注目し、日本は絶対的に不利であった。プレゼ
ンテーションでは、今までの我が国の国際貢献の実績、日本の栄養改善
の成果、さらに横浜は国際都市であり、ヨーロッパで人気の高いサッカ
ーワールドカップの決勝戦が行われる地であることを話した。選挙は3
日後に行われ、その間、両国の誘致合戦が行われることになった。

オーストラリアは、歴史的に大英帝国の一員であり、これらの国々が団結すれば日本に勝ち目はなかった。もともとパワフルなオーストラリアのサンドラ会長の誘致活動には迫力があったが、日本も会議に参加した全員が熱心に誘致活動をしてくれた。赤い毛氈を引き詰めた茶室を模様したブースを用意して、ポスターやパンフレット、さらに小物を配り、抹茶セレモニーも行った。誘致合戦が終盤になった頃、英国のアイリーン会長（写真27）とカナダのマーシャ会長が、こっそりと小声で「テイジを応援するよ」と言ってくれた。

　翌日、緊張する思いで代表者会議に参加した。会場に入ろうするその時、信じられない光景が目に入った。旧大英帝国関係の国々の代表者が、自分のコングレスバッグに赤バラをつけていたのである。前日、関係国の代表者が集まり、日本支援を決め、その証として、選挙当日、バッグにバラの花をつけることを約束したそうである。

　会場では、私の前列の真ん前にオーストラリアのサンドラ会長が座っていた。選挙結果は、我が国の圧勝であった。サンドラは、私の方を振り向かないまま、手を後ろに回して「コングラチュレーション」と言ってくれた。ふと彼女の足元を見るとシャンパンが用意されていた。勝つ

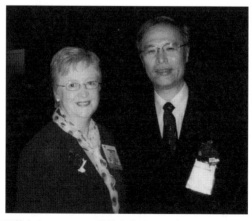

写真27　英国栄養士会・ヨーロッパ栄養士連盟のアイリーン会長（左、当時）と著者（右）
　　　　胸の赤いバラがコングレスバッグに付けられた

自信があったようで、その場で勝利を祝って栓を開ける予定だったそうである。エジンバラの会議に参加した全ての日本人が歓喜した。

準備に忙殺された日々

　日本開催まで、8年間あったが、その準備の大変さは想像を超えていた。それぞれの委員会が何度も何度も会議を開いた。私は、国際会議開催のコンサルタントを専門にしている会社から個人的にレクチャーを受けた。準備に必要なことが山ほどあることがわかった。取り組まなければならないことがあまりにも多いので、講義を受けた最後に「結局、成功させるには、何が最も重要ですか？」と質問した。

　答えは、実にシンプルなものだった。

　「それは、お金です。どれだけ資金を集めることができるかで、成功するか否かが決まります」

　私も、日本栄養士会も、最も苦手なことを突かれてしまった。苦手なことではあるが、成功させるには必須なことだと理解し、「カネの亡者」になる覚悟を決めた。ことあるごとに、関係者に頭を下げ、企業の関係者にお願いし、会員には、「この国際会議は、会員が一丸となって取り組まなければ成功しない。その証として、全員が毎月10円ずつ支援してください」と、総会でお願いし、承認していただいた。自分たち自らがお金を出す姿を見せなければ、他人は支援してくれないと考えたからである。その成果もあってか、スポンサーは予想以上に多くなり、1000万円のゴールドスポンサーには、ヤクルト本社、味の素株式会社、大塚製薬、カゴメ株式会社が手を挙げてくれ、資金調達の弾みになった。

4) 何度も壁にぶつかった

　準備中、意見がまとまらないことが何度もあり、プログラムがまとまらない、演者が決まらない等、問題は山ほど出てきた。さらに、個人的に大きな問題に直面した。

生命の危機を乗り越えて

　2003（平成15）年、私は聖マリンナ医科大学病院から現在の神奈川県立保健福祉大学に転職した。この大学は、神奈川県の21世紀プランの一環として、高齢化社会に対応する保健医療福祉の人材養成を目的に、横須賀市に設立された。大学の開設日の2年前から準備に参加し、国際会議の準備と重なり異常に多忙な日々が続き、毎日が嵐のようであった。2003年4月、神奈川県立保健福祉大学が開学した。しかし、その後、体調を崩して5月の連休を利用して入院することになった。入院当初の診断名は強度の鉄欠乏性貧血であったが、貧血の原因はわからないままに、とりあえず体調が回復したので退院した。外来診療を繰り返していたが、状態が改善しないので血液内科を受診した。2004年3月12日、下された診断名は「悪性リンパ腫」。いわゆる「がん」の宣告を受けたのである。私は、医師にとっさに懇願した。

　「先生、2008年までは、生かして下さい」

　医師からの明確な返事はなかった。

　その後、再入院して放射線療法を受けた。まだ、がんの告知は一般的ではなかったので「難治性十二指腸潰瘍」ということで伝えられた。藤沢日本栄養士会会長（当時）と花村理事長（当時）がお見舞いに来られた。お二人だけには本当のことを知らせておかなければならないと思い、いきなりTシャツをめくり、マジックで放射線を照射する位置が書かれたお腹を見せた。二人が絶句された顔を覚えている。幸いに、放射線療法が有効なタイプであったようで、国際会議まで何とか持ち、今日に至っている。

　2004年に、シカゴで、アメリカとカナダの共同開催による第14回大会が開催された。横浜会議の前回になるので、「ICD 2008 Yokohama」への参加勧誘と次期開催国としての挨拶の準備に取り掛かった。当時、小泉純一郎総理は、我が国のみならず国際的にも絶大なる人気を誇っていた。こんなことは不可能だと思いながら、シカゴ会議に総理のウェルカムメッセージがビデオで流せないか、政府にお願いした。本当に驚く

ことにOKが出たのである。

完璧を求められた小泉総理（当時）

2004年5月13日、撮影隊と一緒に総理官邸に向かった。用意された部屋には5人のガードマンと英文をチェックする専門家を引き連れて小泉総理が入室された。私は1〜2回で終わり、20分程度あればよいだろうと考えていたが、総理は何度も何度も修正され、納得するまで繰り返され、その完璧さに脱帽した。修正のたびに調整時間が必要で、その都度、総理と二人だけでお話しができ、地元の横須賀のことで話が弾んだ。撮影はなんとか終了したが、その後の総理の予定が狂ってしまった。翌日、新聞の「総理の1日」に載り官邸に急いでお詫びに行った。

シカゴでのICD総会では、次期開催国としての私の挨拶の直後に、小泉総理（当時）のビデオメッセージが会場に流れた。会場は大きな拍手に包まれ、国際連盟の理事たちから、「テイジ、よくぞやった」とお褒めの言葉をいただいた。

このような表の華やかさとは別に、裏では悲しい現実も味わった。

シカゴ会議では、次期開催国として、展示会場に日本色あふれるにぎやかな展示を予定していた。当日では間に合わないと考え、前日に担当スタッフと一緒に会場に行き、心浮き浮きと楽しく設営をした。予想した以上の出来に、みんな満足してホテルに帰った。

根強い遺恨

翌日の早朝、展示会場に入り驚嘆した。

ブースの展示が粉々に破壊されていたのである。担当したスタッフ5人は、言葉を失い、悔し涙をこらえながら修正作業を行い、開場ギリギリになんとか体裁を取り戻した。もちろん犯人はわからないし、主催者にそのことを訴える気持ちにもなれず、その後、全員がこのことを外部に語ることはなかった。以前、誰からか「アメリカ人の中には、まだ、日本は敵国だと思っている人がいるから気を付けるように」と言われた

ことを思い出した。私は、その時、ワシントンのスミソニアン博物館の一角に太平洋戦争中に張られたポスターの展示を思い出した。日本人に敵意を増大させる目的で「Never forget Pearl Harbor」と書かれたポスターである。戦争の傷は、戦争に直接関係した人々の時代だけではなく、何世代も超えて残る。

決して戦争はすべきではなく、世界の人々は仲良くしなければならないのであり、改めて国際貢献の大切さを知った。

5）日本の栄養改善の歴史を紹介

ICDの準備をするに当たり、以前から世界の人々に発信しておきたいことがあった。それは、日本人が世界一の長寿国になった理由である。当時、外国では日本食のブームが起き、その紹介が雑誌や新聞で報道されていた。内容の多くは、刺し身、てんぷら、すし、豆腐、納豆、みそ汁等、伝統的な食品や料理が、健康によいとの紹介であった。私は、このような報道に違和感を抱き、「なぜ、日本人は世界一の長寿国になったのか？」を正しく世界の人々に知ってもらわなければならないと考えていた。

この国際会議で、シンポジウム「Health and Nutrition Policy of Japan − Why do Japanese live long?」を組んだ。

短命国から長寿国へ

演者の一人として、私は、次のような話をした。

伝統的な日本食は、栄養学の観点からすれば、低エネルギー、低たんぱく質、低脂肪、低ビタミン・ミネラルで、食事の欧米化が起こる以前、多くの日本人が栄養欠乏症に悩まされていた。新生児死亡も高く、子どもの成長も、体格も悪く、抵抗力が弱くて多くの感染症にもかかり、結局、短命であった。このような状況下で、栄養関係者を中心に積極的に栄養改善を行う中で、高度経済成長により貧困から脱出することがで

き、食料事情が良くなり、欧米からの畜産加工食品を導入し、低栄養状態から解放された。その結果、乳児死亡率や感染症、さらに脳卒中による死亡率が減少した。つまり、日本は、経済発展による貧困からの脱却と栄養改善運動に取り組み、栄養バランスの取れた優れた日本食を自分たちの努力で作り上げたのであると主張した（表8-1）。

シンポジウム終了後、聞いていたアメリカの栄養学者から、「日本は、政府が優れた栄養政策を立案し、それを栄養士が一生懸命に指導し、そのことを国民が信じて実践したから栄養改善に成功し、長寿国になったことがよくわかった。しかし、このようなことはアメリカでは無理だな」と言った。

「なぜ、アメリカでは無理なのですか」

「アメリカ人は、ワシントンが右に向けというと、国民は左を向くし、登録栄養士（RD）は医療機関で働く専門職で、健康人の栄養改善には熱心ではないよ」

表8-1　日本における栄養改善のポイント

1	主食偏重で質素な食事の時代、日本人はたんぱく質、必須脂肪酸、各種のビタミン・ミネラルの不足に悩まされ、多くの栄養欠乏症（脚気や夜盲症等）が発症した。
2	低栄養により乳幼児の死亡率も高く、抵抗力がなかったために結核等の感染症で多くの人々が亡くなった。
3	低栄養に食塩の過剰摂取が重なり、高血圧、脳卒中、さらに胃がんで亡くなる人も多く、日本人は短命であった。
4	栄養学に基づいた優れた栄養政策が組み立てられ、国民運動として栄養改善が実施され、家庭、地域、さらに学校、病院、企業等において、管理栄養士・栄養士等により積極的に栄養の指導が行われた。
5	その結果、低栄養の食事に高栄養の欧米食が適度に導入されてエネルギーや栄養素の過不足状態が解消され、栄養バランスの優れた日本食が形成された。
6	日本人は、貧困からくる低栄養も、高度経済成長による過剰栄養も乗り越えて世界一の長寿国を作った。

日本の栄養改善は、栄養密度の低い伝統的な日本食に、栄養豊富な欧米食が調和したのである。つまり、学校、病院、職場、さらに地域で、管理栄養士、栄養士が栄養指導・教育をすることにより、欧米化にブレーキがかかり、適度に調和された日本食が形成された。このことは、急速な高度経済発展により、やせと肥満が混在する「栄養不良の二重負荷」に苦しむアジア、アフリカの国々には、大いに参考になると考えている。現在の日本人が栄養バランスの優れた食事により、世界一の長寿を維持し続けているのは、伝統的な食事が本来優れていたのではなく、栄養改善により優れた日本食を、自分たちの努力で作り上げたのである。

　例えば、戦後の食料不足の時代には、輸入食料を未来のある子どもたちに優先的に提供するために、学校給食に活用した。地域では「キッチンカー」といい、GHQから払い下げてもらったバスの後部をキッチンに改造した車に、栄養士とボランティアとして食生活改善推進員が乗り込み、日本の隅々まで、適正な食品選択の方法と調理法を教えながら、栄養の知識を普及していった（p.54、写真7）。一方、食事の改善だけでは不十分な時代には、「肝油ドロップ」のようなサプリメントやビタミンB_1を添加した「強化米」を開発、普及して、積極的に栄養の改善に取り組んだのである。

食事の改善と栄養政策、そしてJapan Nutrition

　どの国においても、貧困層においてはビタミン、ミネラルの不足状態が生じ、特にビタミンA欠乏症は深刻で、このことにより、多くの子どもたちが視力を失う。我が国は、食事の改善と同時に「栄養強化食品制度」を導入することで夜盲症や脚気を解決した。1960年代には、戦後の栄養失調はほぼ解決し、戦争による栄養失調をこれほど短期間に、しかも、平等に解決した国はない。栄養状態の改善により健康で優秀な若者が育ち、その後に訪れる高度経済成長を担う優秀な人材になり、オリンピックでも多くのメダルが取れる国家になった。

食事の過度な欧米化は、過食、肥満、生活習慣病の増加をもたらすために、その予防対策として「栄養改善法」を「健康増進法」に改め、「健康日本21」、「特定検診・特定保健指導」を進め、さらに「食育基本法」を定め、集団教育と個別教育の両方から栄養教育を行い、過度の欧米化にブレーキを掛けた。

　このような日本の取り組みを総称して「日本の栄養：Japan Nutrition」といい、世界のモデルにすべきだと考えている。

6) みんなが感動した

ICD 2008 Yokohama の閉会式

　「ICD 2008 Yokohama」では、どの会場も満席で大きな盛り上がりの中、最終日を迎えた。閉会式では、山本茂実行委員会委員長から参加していただいたことに感謝の意が表され、マーシャ・シャープICDAカナダ代表理事がICDAの発展の歴史、組織、使命、これからの活動等について説明した。次回、2012年にシドニーで開催される証として、サンドラ・カプラオーストラリア代表理事にICDフラッグが手渡された。

　さらに、ロン・モエン (Ron Moen) ICDA アメリカ代表理事、キャロル・ミッドルトン (Carole Middleton) ICDAイギリス代表理事、メアリアン・ソレンセン (Mary-Ann Sorensen) ICDAデンマーク代表理事による挨拶の後、私は、関係した全ての関係者に最後のお礼の挨拶を行った。

　実は、閉会式の3時間前まで、挨拶文の作成に悪戦苦闘していた。パソコンに向かって、「食事と栄養の視点からの平和で健全な21世紀の実現」という本会議のテーマの意義について述べ、参加者・関係者の協力に感謝を述べる文章を作成していた。そして、「2008年、この横浜の地で、世界の栄養問題の解決に向けて、我々が真剣に取り組んだこの4日間を、決して忘れないでください」と最後の文章をパソコンのキーボードに打ち始めた。すると、安堵の気持ちと30年間の思い出が走馬灯のように駆け巡り、涙がこみ上げ、キーが打てなくなった。これでは、演壇

上で泣いてしまうと考え、トイレに行き、涙を出しきり、心を落ちつかせた。

　しかし、その努力は無駄であった。

思い切り泣いた

　演壇に上がり、閉会の挨拶の最後のフレーズになると、こらえきれなくなり、人生初めて、大衆の面前で大泣きをした。男は人前で泣いてはならぬと子どもの頃から教えられてきた私にとっては、全くの不覚であった。しかし、この時、私は不思議な快感を覚えた。羞恥心を忘れて、よい気持ちになれたのである。こんな気持ちになれるなら、人がどんなに思おうが思い切り泣いてやれと決めた。思い切り泣きながらも、一緒に涙している参加者の顔もはっきり見えたのである。拍手が起こり、その音は次第に大きくなり会場を包んだ。

　降壇したら、すぐに細谷先生が「今まで参加した国際会議の中で一番感動したよ」と言ってくれた。多くの人々から、ねぎらいと暖かい言葉をいただいた。最後に、会議期間中の様子を映したビデオが流され、参加者が真剣に学ぶ姿、イベントを楽しむ笑顔が次々にスクリーンに映し出され、感動的なフィナーレで幕を閉じた。自分の人生の半分近くを費やした国際会議であったが、参加した全ての人々がしびれた国際会議であった。

国際会議誘致・開催貢献賞受賞

　会議が終了した翌日、いつものようにプラットホームで電車を待っていたら鼻歌が自然に出てきた。鼻歌なんて、何年も忘れていた。出てきた曲は開会式の休憩の合い間、全員で体操をした際に流れた「スマイル」であった。忘れられない曲になった。本当に、本当に長い間背負った重い荷物をようやく下すことができた。

　2009（平成21）年12月9日、日本政府観光局から、平成21年度に実施された国際会議の中で優れた運営をしたということで「国際会議誘

致・開催貢献賞」をいただいた（写真28）。

7）アジアへの貢献

　我が国は、世界の中で、最も栄養改善に成功した国だと思っている。しかも、このことで長寿国が建設できることを検証した国でもある。2008（平成20）年にICDを開催したことで、この事実を単に自慢するのではなく、その方法を世界の人々に伝えて、誰も取り残さず、全ての人々が健康長寿になることを目標にすべきであることを知った。これこそ、人間栄養学が目指すことでもある。

発展途上国の栄養状況
　アジア、アフリカのような発展途上国では、低栄養による飢餓や子どもの成長阻害が未だ解決されていないまま、一部の富裕層が肥満と糖尿病に悩んでいる。以前、ある国際会議でアフリカの代表から次のような話を聞かされたことがある。
　「子どもたちは、食べられないので栄養失調で死んでいく。家事に追われて、学校にも行けないし、行けたとしても栄養状態が悪ければ学習

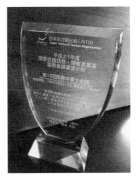

写真28　国際会議誘致・開催貢献賞
日本政府観光局、2009（平成21）年12月9日

能力は向上せず、優秀な人材が育たない。人材が育たなければ、国の産業は発展せず、豊かにもなれない。豊かになれないので食料を買うこともできず、栄養失調は解決されない。この悪循環の地獄から這い上がれない」。このような惨状を訴える国のエリートたちの多くは、体格のよい肥満者なのである。

　先進諸外国が、アジア・アフリカ諸国に経済支援、食料支援、さらに農業の技術援助を行っている。しかし、なかなか栄養問題は解決しない。たとえ、経済問題や食料問題が解決しても、経済発展だけでは、社会の経済格差を生み、貧困層の飢餓や栄養失調症が未解決のまま取り残され、富裕層からは過栄養による肥満や非感染性疾患が増加し、このことが医療費の増大をもたらすことになる。国家が経済発展していく過程で、食品加工技術の進歩や輸入食品の増大により、糖質や脂肪の含有量が多く高カロリーの食品が安価で手に入るようになると、貧困層にも新たな肥満問題が出現する。

　実は、かつて同じように、何度もの戦争により経済が破綻し、敵国の爆撃で国土が焼土と化し、全ての物を失った国がある。それは、我が国、日本であった。

　日本は、アジア・アフリカの諸国と同じように、厳しい貧困と食料不足を経験した。天然資源を持たない日本の方が、条件はもっと悪かったのかもしれない。しかし、我が国は、戦後20年足らずで、政策と国民の努力により、低栄養問題を解決し、高度経済成長をなし、一時は「Japan as number one」と言われるほどになった。この奇跡には、多く要因があるが、我が国の特徴として間違いなく言えることがある。それは、発展途上国から近代国家に、さらに安定した豊かな国家になる過程において、日本だけが栄養問題を国の政策として真剣に取り組んだことである。「栄養改善法」という法律を作り、栄養改善を行うべき制度を作り、それを担うべき管理栄養士、栄養士を大量に養成し、彼らを社会のあらゆるところに職業人として配置した。栄養不良に苦しむ多くの発展途上国には、栄養士という職業人が存在せず、存在したとしてもその数はわ

ずかで、国家としての栄養政策が実施されないことが多い。つまり、国民の命と健康を保証すべき、国民の栄養状態の向上への具体的取り組みが少ないのである。逆に、我が国は経済発展が起こる以前から、栄養改善に取り組み、国民の健康状態を向上させたので多くの優秀な人材を輩出することができ、このことが労働生産性を高めて、国家を発展させる礎となった。

栄養士養成の国際貢献

　私は、聖マリアンナ医科大学病院で働いていた時代から、国際医療技術財団（Japan International Medical Technology Foundation：JIMTEF）の事業の一環として、フィリピン、インドネシア、タイ、カンボジア、アフリカの栄養士の研修を受けていた。神奈川県立保健福祉大学の教員になっても、国際貢献の必要性を考えていたところ、2015（平成27）年、大学の先輩である山本茂 十文字学園女子大学教授から相談があった。ベトナムのハノイ医科大学に管理栄養士養成課程を創設する話があり、一緒にやらないかということであった。ベトナムは、アメリカとの長く激しい戦争により、食料事情が悪く、エネルギー・たんぱく質栄養不足、鉄欠乏性貧血、低身長、ビタミン欠乏症等に悩んでいた。病院給食も不十分で栄養管理も実施されていない。栄養療法を専門とする栄養医はいるが、管理栄養士はいない。

　他の発展途上国と同様に、ベトナムでも経済成長により、食料事情は好転しつつあり、貧困層や農村においては低栄養が残されたまま、富裕層や都市においては過剰栄養が発生し、国内に低栄養によるやせ・低身長・貧血と、肥満・糖尿病・動脈硬化が共存した「栄養不良の二重負荷」を起こしていた。

　2014年3月24日、ハノイで、ハノイ医科大学、ベトナム国立栄養研究所、神奈川県立保健福祉大学、十文字学園女子大学、日本栄養士会が、管理栄養士過程創設に関する5者協定を結んだ（写真29）。味の素株式会社は、ハノイ医科大学において冠講座を開設し、新学科設立を準備す

る拠点づくりに協力すると同時に、国の職業コードを設定することに協力した。開設の準備段階では公的支援を得ることが困難なので、日本栄養士会から経済的支援を受けた。病院給食を近代化するためには食品衛生管理を発展させることも必要となり、花王株式会社から、卒業後は神奈川県立保健福祉大学大学院で学ぶ留学生に対する奨学金制度を設立してもらった。神奈川県庁は、ハノイ医科大学の教員による日本での研修を支援し、国際協力機構（Japan International Cooperation Agency：JICA）は、卒業後、病院で働く際に必要な臨床栄養や給食のマニュアル作成を支援してくれた。ハノイ医科大学での講義は、日本の講師が、英語で授業をし、ベトナム側の教員がベトナム語に翻訳する方法で実施された（写真30）。

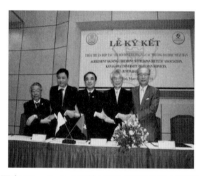

〈協定の5者〉
ハノイ医科大学
ベトナム国立栄養研究所
十文字学園女子大学
神奈川県立保健福祉大学
日本栄養士会

〈協力〉
味の素株式会社
花王株式会社
神奈川県
JICA

写真29　ハノイ医科大学の管理栄養士養成に関する5者協定（2013年）

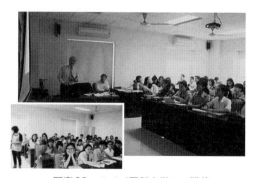

写真30　ハノイ医科大学での講義

今回、私たちは、いわゆる産官学連携により、発展途上国において専門職の教育、養成を支援し、日本の管理栄養士制度を100％輸出して、栄養士という職業を海外に創設した。カリキュラムや教科書を翻訳し、教員や関係者を約30人派遣し、授業、実習を行った。教員たちは、英語によるテキストの作成や授業にストレスを感じていたが、ベトナムの学生たちの熱心さと優秀さ、さらに心遣いに感動し、誰一人として不満を言う者はいなかった。回を重ねるに従って、授業を英語で行うことへの抵抗感もなくなっていった。授業が終了すると、「私たちは先生にお礼のプレゼントをしたいのだが、それを買うお金がありません」と言い、みんなで練習した歌をプレゼントしてくれた。鉛筆で書かれた私の似顔絵をいただき、私の宝物になっている。誰一人として眠る者も、私語をする者もおらず、目を輝かせ、教員の言葉をひたむきに聞く姿は、国家を背負い、未来を信じる若者に対する教育の原点を思い出させてくれた。担当した日本人の教員は、ハノイ医科大学から「客員教授」の称号が授与された。

　学部卒業後、国内や海外の大学院への進学する者、病院や行政へ就職する者など、まだ、社会に栄養学や栄養士に対する理解が不十分で、役割は不明確であるが、今後、彼らがベトナムにおいて、公衆栄養、病院給食や臨床栄養管理、健康な食事、食事療法、学校給食の創設、さらに栄養学研究のリーダーとして育っていくことは間違いない。ベトナムに蒔いた一粒の種は、日本の栄養が歩んで来た道と同じように、間違いなく芽を出し、大きな花を咲かせてくれることを信じている。

8）経済発展だけでは栄養問題は解決しない

カンボジア視察

　2017（平成29）年1月15〜20日、JICAが支援する「栄養改善事業推進プラットフォーム（Nutrition Japan Public Private Platform：NJPPP）」の一環として、カンボジアに視察と講演に出かけた。他のア

ジア地域と同様に、ここでも、急速な経済成長により富裕層では食事は改善されていたが、貧困層では低栄養が放置されたままであった。首都プノンペンで進められている経済特区では、日本企業が進出し、現地の多くの若者がワーカー（worker）として働いていた。ワーカーは、地方から出てきた貧しい若者が多く、低栄養のために体力がなく、立ち仕事が続くと倒れ、無断欠勤する者も多かった。現地の医師から鉄欠乏性貧血と言われたそうである。食事を改善する意識も、知識もない。貧血予防には鉄、たんぱく質、ビタミンB_2、ビタミンB_{12}、葉酸、ビタミンC等を多く含む食事が必要だが、それらを摂る機会が少ないのである。

　現地の支配人から興味ある話を聞いた。カンボジアに進出当初、ワーカーたちから「私たちが仕事中に倒れるのは、現地の社長さんが神様にお祈りしないからだ」と訴えられた。早速、神棚を作ったそうである。倒れた人を病院に連れて行くと鉄欠乏性貧血だと診断され、会社は食事改善の必要性を感じて、ワーカーに食費を支給した。しかし、彼女たちは、そのお金を故郷への仕送りに使い、欠食は改善されなかった。私は、多少の経費が掛かったとしても栄養価の高い食事が摂れる給食システムを職場に作ることを提案した。食事を改善すれば、ワーカーの健康状態を向上させることができ、そのことは、働く者の労働生産性を高めて、会社にとっても利益をもたらすことを担当者に説明した。

　実は、我が国でも、明治、大正と工場労働者の栄養改善は重要な課題となり、「労働栄養学」という分野があった。その結果、会社が栄養士を雇用し、労働者が労働に耐えられるように、工場内に食堂を作り、献立の改善と栄養教育を実施し、その経費は職員の福利厚生の一部として支給されたのである。つまり、我が国は、子どもの時には学校給食で、仕事場では職員食堂で、栄養バランスのよい食事を食べ続けられる社会システムを作り上げた。このことが優れた人材を作ることができ、その工場で製造された工業製品は、高品質で故障が少ない「Made in Japan」として、世界から高く評価されるようになったのである。

　発展途上国の有識者や指導者から、経済が発展し、国民の収入が増え

れば、食事は豊かになり栄養問題は解決されるという話を聞く。プノンペンでも、街並みにはおしゃれなカフェやレストランが増えつつあり、食事の内容も欧米化し始めていた。この現象は、どのような発展途上国でも見られる風景で、飢餓やある程度の低栄養問題は解決される。しかし、積極的な栄養政策がない経済発展は、食事の欧米化により、栄養問題が低栄養から過栄養へと移行するだけで新たな栄養問題を起こす。過栄養問題になると、生活習慣病と言われる非感染性疾患が増大し、医療費、さらに介護費が増え、より大きな社会問題となる。また、経済格差や健康に対する意識や知識の偏りにより、若年女性や高齢者には低栄養が発生し、多様な栄養問題を抱えることになる。したがって、経済、産業、文化が発展しても、栄養不良が自然に解決されることは決してない。その国独自の食文化と食環境を基盤にし、食料政策、健康政策、さらに経済政策を内包させながら、その国独自の「栄養政策」を創設しなければ、国民を健康で、幸せにすることはできないと考えている。つまり、総合的な栄養政策が必要なのである（表8-2）。

表8-2　発展途上国に対する栄養の取り組みへの提案

1	栄養学研究・教育の進展
2	栄養行政の進展と栄養政策の立案、実施
3	国民全体への栄養・衛生教育の拡大
4	国民栄養調査と食事・栄養摂取基準の策定
5	学校給食、産業給食、病院給食等、集団給食における栄養管理、衛生管理の充実
6	傷病者の臨床栄養管理体制の構築
7	適正な食料・食品の生産、製造、流通、販売、消費
8	栄養補給、疾病リスク低減を目的とした特別用途食品の制度化、製造、普及、販売、消費
9	栄養・健康表示の実施
10	栄養研究者、栄養専門職の養成と活用

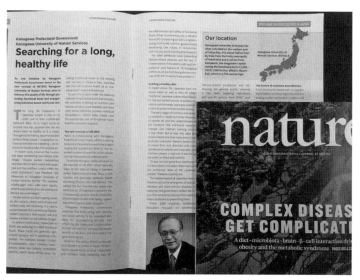

写真31　Nature 国際版の紹介記事

資料) Searching for a long, healthy life, Spotlight on Food Science in Japan.
Nature **534**：12-3, 2016

Natureでの紹介

　2016年、信じられない取材が飛び込んだ。「Nature国際版」に、私た
ちの活動が掲載され、世界に紹介されたのである（写真31）。

参考文献

1) Program Book, 15th International Congress of Dietetics, 2008
2) Searching for a long, healthy life, Spotlight on Food Science in Japan.
Nature **534**：12-3, June 2016

9章 最先端科学技術と 人に寄り添った栄養相談

1）Society 5.0 と栄養

　日本政府は、1995（平成7）年、「科学技術基本法」を設定した。「科学技術基本計画」を4年ごとに策定して、長期的視野に立って体系的かつ一貫した科学技術政策を実行するためである。これまで、第1期（平成8〜12年度）から第4期（平成23〜27年度）まで策定され、これらに沿って科学技術政策が推進されてきた。2016（平成28）年1月22日に第5期基本計画が閣議決定され、現在、その内容により科学技術政策が進められている。この基本計画の中に、今後、目指すべき社会の姿として、Society 5.0が提唱された。

目指すべき社会
　「Society 5.0とは、サイバー空間（仮想空間）とフィジカル空間（現実空間）を高度に融合させたシステムにより、現代社会が抱える課題を解決しながら、経済発展ができる人間中心の社会をいう」と述べている。つまり、現実の空間から発せられる膨大な情報を、仮想空間に集積して、このビッグデータを人工知能（AI）が解析し、その解析結果を現実の空間で生活する人間に様々な形でフィードバックし、社会生活を便利で快適なものにしようというのである。
　狩猟社会をSociety 1.0とすると、その後の農耕社会がSociety 2.0、工業社会がSociety 3.0、情報社会がSociety 4.0であり、今後の人間中心の未来社会はSociety 5.0となる。具体的には、Society 5.0では、IoT（Internet of Things）で人と物をつなぎ、様々な知識や情報を基にして、人間の判断能力を超えたAIにより、必要な情報が必要な時にロボット

等を介して提供される社会の創造を目指している。現在、我が国が抱える少子高齢化、経済の停滞、環境崩壊等の難題を、最先端科学技術により、解決しようというのである。

AIの発展

　先日、私が自宅からタクシーを呼ぶと、以前のような受付嬢の声ではなく、ロボットの音声で「ナカムラサマ、イツモノヨウニ、ゴジタクニハイシャヲゴキボウナラ、ソノママ、デンワヲキッテ、オマチクダサイ」と返事が返ってきた。電話を切ると、AIが、カーナビから車のいる場所を見つけて、自宅から最も近い車に行き先を指示するそうである。10分後に、いつものように車が来た。

　「AIに指示されてきました。いずれは、事務所はいらなくなり、自動運転になれば、私たちも要らなくなりますよ」

　しかし、ドライバーの話では、ロボットからの音声が流れると切ってしまう人もいて、お客さんの数が一時減ったそうである。やさしい受付嬢の声を楽しみにしていたのにという声もあり、受け入れるのに時間がかかりそうである。

　栄養の世界でも、AIやロボットが浸透しつつある。既に台所の両脇から腕が伸びて指示に従って料理をする「料理ロボット」が登場している。食べる献立をスマートフォンで撮影すれば、その写真をAIが画像認証し、食品や料理の摂取状況を調べて摂取量を推量し、摂取栄養量を計算するアプリも発売されている。さらに、この推定摂取量と食事摂取基準や食事療法の基準量と比較して栄養の摂取内容を評価し、それに沿って、既に登録されている膨大な指導コメントの中から適正なものをAIが選択し、通信機器を介して対象者に伝える方法も実用化されつつある。

　某ベンチャー企業の研究所に呼ばれたことがある。冷蔵庫の前で、冷蔵庫から発せられる年齢、体格、健康状態、体調、嗜好等に関する質問に答えていくと、その会話内容を冷蔵庫に内蔵されたAIが解析して、冷蔵庫に保存されている食材料の状況を考慮しながら、その人に適する

献立を提案してくれる高性能の冷蔵庫の開発中であった。料理の作り方も教えてくれ、不足する食材料に関しては購入手段まで示してくれる冷蔵庫である。便利な調理器具の開発や調理済み食品の普及はさらに進み、地域のコンビニエンスストア、スーパーマーケット、ドラッグストア、レストラン、食堂等がネットワーク化されることで、消費者が望む食事に容易にアクセスできる社会が、既に目の前に迫っている。これらの技術の精度、妥当性、さらに有効性がどの程度なのかは、まだ定かではないが、科学の技術革新は、必ず管理栄養士、栄養士の業務に影響を与えることになる。

2）AIやロボットは、戦う相手ではない

　栄養や食事の関係者は、社会のこのような変化に、どのように対応していくべきなのか？早急に検討していく必要があり、このことが、栄養の専門職が生き残れるか否かのカギにもなると思っている。検討すべき論点を整理してみた。

AIの活用
　第一に、AI・ロボット社会の中で確実に残れる専門家は、このような最先端技術の開発に従事する研究者や開発者である。既に栄養学者や管理栄養士の中には、前述したAIを活用した機器やシステムの開発に積極的に取り組んでいる人たちがいる。AIの研究者や開発者からも栄養の専門家の参加が期待され、AI専門管理栄養士が誕生するかもしれない。
　第二に、必要にされるのは、AIやロボットを使いこなし、対象者や対象グループにわかりやすく、楽しく栄養改善が実践できるように指導する管理栄養士、栄養士である。つまり、最先端技術の活用で、より確実に実践でき成果が上がる栄養の指導ができる専門職である。栄養改善を成功させるためには、科学的根拠に基づいて栄養の指導を遂行することが第一に重要であり、AIは、多量の科学的データを解析して、課題を抽

出して、解決すべき方法を教えてくれる能力がある。しかし、栄養改善の方法を教わっただけで、栄養状態が改善されるわけではない。解決方法に従って対象者が実際に行動変容を起こし、そのことが持続的に実行されて、新たな食習慣が形成されることが必要である。新たな食習慣とは、大した意識や知識がなくても、食品、料理、献立が適正に選択でき、健康な食行動が繰り返される状態ができることである。毎朝、起きると歯を磨くことは、健康習慣として身につけたことであり、その都度、歯磨きに関する知識を思い出し、意識的に実行しているのではない。

AIの得意不得意

　栄養改善を確実なものにする一連の過程の中で、AIの特徴を生かして活用すれば、効率的かつ効果的に業務が遂行できる。例えば、対象者の問診調査、食事・栄養調査、臨床検査等から総合的に問題点を分析し、解決方法を教えてくれることは、AIが得意とするところである。ところが、対象者が実際に行動変容を起こすには、個人の人生観や生活観、家庭環境、学習能力や性格、過去の習慣などの総合的な判断を基にした栄養の指導が必要になる。しかも、対象者と指導者間には信頼関係が必要であり、信頼や尊敬できない人や、AIからのアドバイスがいくら科学的に優れていたとしても、これらにより自分が長年培ってきた生活習慣を変えようと決心する人は少ない。

　また、人間と比べると、AIやロボットは、自分から積極的に課題や問題点が見つけられない、話の流れや行間を読むこともできない、融通性が利かない頑固者であるという問題点を持つ。しかも、多くの人は、AIに対して情動的共感を寄せることはできず、信頼できる対象にはなりにくい（表9-1）。

　つまり、このような最新技術の問題点や弱点を知りながらも、それらの利点を生かして活用し、自分たちの専門性をより高めて行くことが、これからの専門職として生き抜く道である。進歩、発展し続ける現代社会の中で、社会的地位を保ちながら、専門職として生き延びているの

表9-1　AIやロボットの特徴

1	自分から課題や問題点を見つけられない。
2	やるべき作業や条件を設定しなければ、働かない。
3	特定な課題だけを解決してくれる「問題特化型の道具」である。
4	話の流れや行間を読むことができない。
5	人間から情動的共感を得ることができない。
6	融通性が利かない頑固な専門家。

は、その職業の持つ普遍的価値や専門的能力だけではなく、社会の変化に対して、自分たちを変化させ、適応させていく勇気と知恵が必要だと思っている。進化論を提唱したダーウィン（Charles Darwin）は、「生物の世界では、最も強いものが生き残るのではなく、最も賢いものが生き延びるのでもない。変化がたまたま環境に適応したものが生き残る」という考え方を示している。

　将棋の棋士たちは、既にAIとの戦いをやめた。もはや人間が勝てないことがわかったからである。しかし、若き将棋士たちは、AIを使って練習することでより強くなり、先輩たちを負かすことができるようになり、人間同士の戦いを面白くして将棋界を盛り上げた。機関車や車が誕生した時、しきりに陸上選手や馬車と競争させた。しかし、現在、スポーツカーと競うランナーはいなくなり、それぞれが別々に競い合って、社会を楽しくしている。AIやロボットを自分たちの専門性を高める一つのツールと考え、Society 5.0 の世界で専門性を高めていくことが、これからの方向性である。

3）栄養の指導で行動変容を起こす

　どのような社会が訪れようが、栄養の専門職にとって普遍的に必要なことは、人々が、あの管理栄養士や栄養士なら信頼でき、会って話を聞き、指導を受けるのが楽しみであると思ってもらえる存在になること

だ。栄養の指導の目的は、人々の前で自分が学んできた栄養の専門的知識を単に伝えることではなく、最終的には健康で幸せな生活ができるようにすることであり、栄養の知識は、そのための一つの手段である。栄養の知識の普及だけなら、既にコンピュータやAIが教えてくれ、街には、嘘の話も含めて山のような知識・情報が溢れている。知識から、行動変容を起こさせる技術の習得がこれから必要になる。

行動変容理論

　行動変容理論には、いくつかのモデルがあるので、栄養指導の観点から整理した。

1．刺激統制法

　行動は刺激で変化することから、よい刺激を増やして、悪い刺激を減らす方法である。例えば、運動を行わなければならない時は、お気に入りのウォーキングシューズを玄関に置いて視覚刺激を増し、減食しなければならない時は、帰り道にラーメン屋の前を通らないようにして刺激を制御するように指導する。

2．反応妨害・習慣拮抗法

　やってはならない行動に対する強い誘惑に対して、その行動を起こさないで済む対処をする。例えば、「とにかく食べたい」時は、5分間、我慢して、外に出て散歩したり、好きなことをするように指導する（反応妨害法）。

　どうしても我慢できなければ、低エネルギーのサラダや海藻を食べる（習慣拮抗法）。

3．行動置換法

　不健康な行動を健康な行動に置き換える方法である。例えば、ストレス解消に酒を飲んだり、甘いものを大食する習慣があれば、週末に旅行に行ったり、スポーツに親しんだり、新たな健康行動へ変革する。

4．オペラント強化法

　行動目標を設定して、よい刺激を与える方法である。動物に餌を与え

て芸を覚えさせる方法に近い。人間なら、例えば、半年後に5kg減量できたら遊びに行ったり、買い物に行ったり、プレゼントがもらえる目標を立て、実行していく。

5. 認知行動療法

不適切な健康行動や習慣を、本人に認知させて、より合理的な思考や行動へ変容させる方法である。例えば、肥満者が不本意に毎日、甘いケーキを食べる習慣があり、このことを「なんて意思が弱いのだ。食べるべきではなかった、情けない。結局、自分はできないのだ」と思い込み、自分に絶望し、いつものように食べる習慣を持つ人に、下記のようなプロセスを踏ませながら、積極的で前向きの思考と行動ができるように変えていく方法である。

①スイーツのない人生なんてつまらない。

②低エネルギーで、おいしいケーキはないのか。

③そうだ、野菜を使ったケーキを自分で手作りしよう。

④これなら、食物繊維、ビタミン、ミネラルも摂れる。

⑤みんなで手作りすると楽しい。

⑥何回も繰り返していると、ケーキの種類が豊富になっておもしろい。

6. 自己監視法（セルフ・モニタリング法）

自分の言動や考え方、気分を記録表（ワークシート）に記録してもらい、これを評価する方法である。対象者の意欲、知識、学習の能力、環境等を総合的に判断してどの方法が適合しているかを見抜き、指導する。

7. 行動変容ステージモデル

1980年代前半に禁煙の研究から導かれたモデルで、人が行動を変えるには、「無関心期」→「関心期」→「準備期」→「実行期」→「維持期」の5つのステージがあり、各ステージで一つでも先に進むように、ステージごとに、その時の達成度や問題点を把握しながら働きかける方法である。

8. ナッジ（nudge）理論

ナッジとは、注意や合図のために、人を肘で軽く突くことを意味し、

ナッジ理論とは「人々が、自分自身にとってよりよい選択を自発的に取れるように手助けする手法」である。行動経済学に基づく戦略で、何気ない形で「選択肢を提示する」方法だと言える。例えば、不健康な食品の購入や摂取を禁止、制限するのではなく、「正しい食行動」が選択しやすい環境づくりを目指すことになる。

　具体的には、スーパーマーケットで、健康的な食品が取りやすいように目の高さに並べたり、ショッピングカートの中央にテープを貼って、果物と野菜を入れる専用のスペースを作ったり、アルコールや高糖質の飲料にスモールサイズを用意したり、気が付かない程度の減塩食品を開発・普及させる。いわば、控えめな指導や警告により、相手にほとんど意識されることなく正しい食行動に変革させて習慣化させる方法である。

4）AIにはできない人に寄り添った栄養相談

　AIには決してできない、管理栄養士、栄養士等による栄養相談とは、どのようなものなのか？　相談が楽しく、また会いに行きたくなるような専門職になるには、どのようにすればよいのか？

　AIやロボットを乗り越えることができるカギは、この辺りにあるのではないかと考えている。既に、AIによる栄養相談のソフトが開発されているが、開発者の意見では、AIが出すコメントはパターン化されていて、2〜3回相談すると利用者が飽きてしまうそうである。

　私も、栄養相談を始めた頃、同じようなことで悩んだ。最初の1〜2回は、来室しても継続しないのである。どのような栄養相談をすればよいのか。しかし、当時、個人への栄養相談の教科書も参考書もなかった。栄養指導の目的は、対象者に栄養の正しい知識をわかりやすく教えることであり、具体的には正しい食品選択と献立作成の方法、さらに調理技術の指導であった。その後、栄養相談を重ねれば重ねるほど、教科書に書いてあるような知識や技術を教えただけでは、新たな食習慣に変革することが困難であることがわかってきた。

特に、当時、過激なダイエットの弊害として増えつつあった拒食症の患者さんへは、全く無力であることに気が付いた。患者さんは、人一倍に栄養の知識や強い意志を持ち、確実に実行しているのだが、栄養失調を起こしている。しかも、偏った知識が信念にまで増幅し、異常な食行動を取っているので、知識だけで行動修正する方法論は無力だった。悩んだあげく、同じ聖マリアンナ医科大学病院で、医療ケースワーカーの開拓者として活躍していた深沢道子さんに相談した。ケースワーカーとは、精神、心身、社会的な問題を抱える人の相談・援助をする専門職で、心理学に基づいた高度なカウンセリング技術を持っていた。彼女のアドバイスを受けながらカウンセリングの本を読み、これらの技術を栄養相談に応用することを考えたのである。そして、栄養相談で重要なことは、まず、患者さんとの信頼関係を築くことであることに気が付いた。「患者さんは、信頼できる医師だと小麦粉を処方しても病気が治る」と言うプラシーボ(偽薬)効果があり、最近では、プラシーボ効果にも科学的根拠があるとの研究がある。信頼できる管理栄養士から発せられる言葉は、患者さんの生活習慣を変える大きな力になることを知り、困難な相談事例を重ねながら、信頼できる栄養相談を構築するポイントを8項目に整理した。

1. 傾聴

　栄養相談を開始して10〜15分は、とにかく患者さんの話を聞くことである。傾聴というのは、単に話を聞くのではなく耳を傾けて一生懸命聞き、「なるほど」、「そうなんですか」など、相づちを打って、相手が話しやすい状況を作ることである。傾聴だけで満足する患者さんもいる。ところが、いくら耳を傾けても言葉を発しないので、話が始まらない患者さんもいた。例えば、仙台から栄養相談を受けに来た拒食症の患者さんは、全く言葉を発せず、著しくやせていたので入院してもらった。病棟に行く廊下を無言で歩きながら何気なしに「何が好きなの」と聞いた。

　すると、ぽつりと一言「テニス」。

　「そうか、では2日後の朝、あそこにあるテニスコートで会いましょう」。

　朝7時半、彼女はテニスコートに現れた。少しだけラリーをして終わ

り、ベンチに座ると少しずつ会話ができるようになった。2回ほどテニスコートで雑談をすると、ようやく相談室で栄養相談を始めることができるようになった。本人から正直な話を聞き出すことは、簡単なことではないことをまず心得ていた方がよい。

2．オウム返し

オウム返しとは、患者さんが話した言葉をもう一度繰り返す方法である。例えば、長々と甘い物をやめることができないことを聞いた直後に、「糖質は、最も中性脂肪になりやすく、体脂肪の原因になるのでやめましょう」と、いきなり生化学の話をしたり、太ることで恫喝（どうかつ）しても、決して信頼関係は築けないし、対象者は実行しない。相手は「そんなことは、言われなくても知っている。わかっているのにできないから相談に来ているのだ」と思われて終わりである。

「そうですか。甘い物には、ついつい手が出ますよね。私も時々やるのですよ」と、相手が訴えた内容と同じことを繰り返して話す。そうすれば、この管理栄養士は、私の心配や苦しみを理解してくれているのだと思うようになり、相手との距離は縮む。

3．時々、話を整理する

患者さんは、話の脈略に関係なく、自分の思いや感じたことを一方的に話す。話の順序や人との関係性が支離滅裂になることがあるので、時々、話を整理して順序立て、確認して、次の話に進めることも大切である。

「〇〇さんの言いたいことは、こういうことなのですね」と話を整理し、確認することで、食生活の実態を正確に掘り下げることができ、改善すべきポイントもわかってくる。

4．沈黙の尊重

対話の中で、時々沈黙を守ることも大切である。患者さんに考えてもらいたい時、患者さんが誰にも話したことがないことを話してくれた時などには沈黙を尊重する。そして、次のような言葉をかける。

「そうですね、この問題は難しいのでゆっくり考えてください」

「辛かったでしょう。そのことをよく話してくれましたね」

「難しい決断をよくしてくれました」

5. 改善目標は、実行可能な1つか2つ

専門職から見ると、患者さんの問題点は多く存在する。しかし、一般に、人は他人から聞いた話で、覚えているのは1つか2つの言葉である。「あれを守れ、これも気を付けろ」とたくさんのことを言われると、食事療法は難しいという印象だけが残り、次回まで具体的に何を改善すべきなのか目標が立たなくなるからである。何もできなければ、相談室に行く気にはならない。

一度の栄養相談で、すべてが解決できるわけがないので、例えば、改善すべき項目が5個あれば、5回の指導で一つずつ改善していく計画を立てるのもよい。その時、次回に来るまでの改善項目を1〜2個に絞り込んで、相談の終盤に、印象に残るように明確に話す。

「いいですか、次回までお酒は週2回ですよ！」

なお、改善目標は、合議制に基づいて設定すると有効である。

「次回の1か月後までに、体重2kgの減量を目標にしたいのですが、いかがですか？」

「いや、今月は仕事が忙しく、外食も多く2kgは無理ですよ」。

「そうですか、では、まず1kgくらいならやれそうですか？」

「1kgなら何とかなりそうです」

「では、二人が約束した目標として1kg減としましょう」

このように、合意の上で目標を設定し、モチベーションを高くする。

6. 必ず成果を見つける

栄養相談を継続させるコツは、実感できる栄養相談の成果を見つけることである。

「○○さん、1か月、何か変わりましたか？」

「いや、血圧も、血糖も下がりません」

「体重は、下がったでしょう？」

「いや、体重も変わらないのです」

「体調は、いかがですか？」

「何も変化ないのです」

　「それでは体脂肪を測定してみましょうか？。……前回より、少し低下していますよ」

　「え！　体脂肪は減っていましたか」

　この会話からもわかるように、再来時には何か一つでもよいので改善されたことを見つける。見つかったら、その努力を褒め、その成果の意義を説明する。患者さんが継続できない最大の理由は、何の成果も感じることができないことである。

7．魅力ある人間になる

　専門職は、日頃からスポーツや芸術、さらに文化に興味を持ち、魅力ある人間になるように努力する。「あの人は、話題が豊富で、会話が楽しく、もう一度話を聞きたくなる」と言われるようになることである。栄養相談は、価値ある物品を売っているのではなく、口から発する無形の言葉や態度を売っている。人々は、魅力的で信頼できる人間が発する意味ある言葉には代償を惜しまないが、魅力ない人間には代償を払う気にはなれず、何度も会おうとは思わない。

8．患者さんの思いに寄り添った栄養相談

　栄養相談とは、自分の持っている栄養の知識や技術を、相手の前で言い募ることではない。若い頃、先輩たちが行っていた栄養相談を見学したことがある。自分が持つ知識を一方的にしゃべりまくる人、栄養素の化学記号を得意げに描いて見せる人、やたらと専門用語を使い難しい話をする人、過去の成功事例を出して自慢する人等、様々なタイプの栄養相談があった。

　重要なことは、人がどのような病気や障害を持ったとしても、一日でも長く意義ある生活が全うできるように、科学的根拠に基づき、対象者の心身に寄り添った相談ができるようになることだと思っている。そうすれば、栄養相談は、患者さんにとっても楽しく、面白く、何度でも受けたいものになっていく。AIやロボットは、このような栄養相談をする相棒には優れているが、主役にはなれない。

10章　栄養サミットと持続可能な食事

1)「栄養サミット」と SDGs（持続可能な開発目標）

　栄養は、単に疾病の予防、治療に関係するだけではなく、生命や健康の維持に関わっている。したがって、人間が抱える種々の問題に影響を与えていることは、専門家の間では、以前から議論されていた。ところが、21世紀になり、政治、経済、さらに環境の問題がグローバル化する中で、栄養は、これらの問題を解決する際に、避けては通れない基本的テーマであり、栄養改善が様々な課題に影響を与えることがわかってきた。

栄養の広範囲な影響

　顕著に表れたものが、2013年6月、英国・ロンドンで「成長のための栄養サミット：ビジネスと科学を通じた飢餓との闘い」であり、その会議に寄せられた公約 (commitment) に基づいて作成された国際食糧政策研究所の「2014年世界栄養報告 (Global Nutrition Report：GNR)」の出版であった。

　この報告書には、興味ある事例が幾つも記されている。例えば、コンゴ民主共和国、マリ、ナイジェリア、トーゴにおける栄養改善では、栄養政策に対する直接的投資により、その内部利益率は＋13%になった。2015年、ヨーロッパ17か国が参加して行われたコペンハーゲン・コンセンサスにおいては、17か国の推計値の中央値で、低栄養問題に取り組む費用に対する便益額は16になることが報告された。つまり、1ドルの栄養投資に対して16ドル分の便益が得られたのである。アフリカ連合委員会と世界食糧計画 (World Food Programme：WFP) は、マラウイ

では低栄養によって2012年の1年間のGDPが10.3%減少したと報告した。逆に肥満に対する医療費が保健・医療サービスに係る費用を見た割合は、ブラジルでは2%、ヨーロッパでは2〜4%、アメリカでは5〜20%に至っていたことが明らかにされた。

　つまり、低栄養はもちろんのこと過栄養においても、栄養不良は保健・医療費を増大させ、経済活動にも悪影響を与えることがわかった。さらに、ブラジルの都市部での、3,000人以上を対象にして30年以上継続した前向きコホート研究によると、乳児期の栄養が良好だと、その後、学校での在籍日数が増大し、さらに3割ほど多くの収入を得ていることが報告されている。良好な栄養状態は、就学や収入に関して長期的な効果を持つことになる。

　世界の栄養不良を撲滅することを目的にまとめられたこの報告書は、その序文に「理念」として、「良好な栄養状態が人間の幸福の基盤となる」と記している（表10-1）。

持続可能な開発

　このような背景を基に2015年9月、ニューヨーク国連本部において、「国連持続可能な開発サミット」が開催された。150を超える加盟国首脳の参加のもとに広範囲な議論が行われ、その成果として、17項目からなる「我々の世界を変革する：持続可能な開発のための2030アジェンダ：

表10-1　2014年世界栄養報告（GNR）に示された理念

良好な栄養状態は、人間の幸福の基盤になる。
胎児期から乳幼児にかけて、良好な栄養状態を保てば、脳の機能障害を防ぎ、免疫システムを強化し、死亡率を減少させ、学習能力を高める。栄養状態のよい子どもは、学習能力を高め、大人になれば生産性を向上させて高額な賃金を得られ、中高年期では慢性疾患や介護の予防にもなる。
逆に、良好な栄養状態が保たれなければ、人間の命や生活は崩れ、全ては砂上の楼閣となる。残念ながら、世界には、まだそのような状態が多く存在している。

SDGs（Sustainable Development Goals；持続可能な開発目標）」が採択された。17の目標のもとには、169の目標（target）と232の指標が定められている（図10-1）。

　持続可能な開発とは、「全ての人々に成長の機会を与えて、不平等をなくして生活水準を向上させ、公平な社会の開発と包摂を促し、天然資源と生態系の総合的で持続可能な管理を促進することで、持続可能性があり、包摂的で公平な経済成長を推進すること」とされている。包摂とは、ある事柄をより大きな範囲の中に包み込むということであり、SDGsの達成には、「経済成長」、「社会的包摂」、「環境保護」の3要素を講和させることが不可欠だとしている。ここでいう社会的包摂（social inclusion）とは、社会的に弱い立場にある人々をも含め、市民一人ひとりが排除や摩擦、孤独や孤立から援護され、社会の一員として取り込まれ、支え合う考え方のことを表現している。

　現在、多くの国々で、SDGsへの取り組みが始まっている。

図10-1　SDGsの今後の課題：環境と栄養

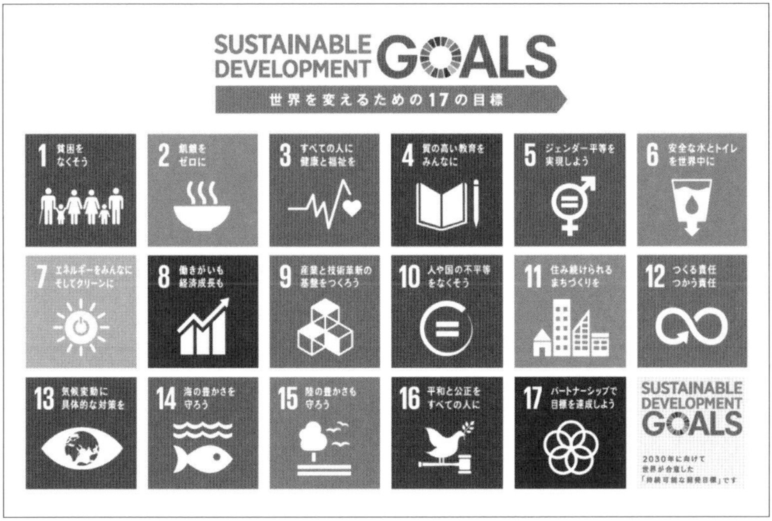

SDGsで示された17の目標を個々に眺めると、これらは、以前から長く議論されてきた課題であり、特別に目新しいものはない。SDGsの特徴は、複数の領域の課題を1枚の図に示したことにあると思っている。つまり、ある領域の課題は、他の領域にも影響を与え、総合的かつ包括的に取り組むことが、それぞれの課題を解決するために必要だと発信している。チームプレイを重要視するラグビーの精神を表現する言葉として有名な、「One for All, All for one」の理念に近い。SDGsは、この地球という星の上で、誰もが取り残されることなく健康で幸福感を感じながら生きていくには、全ての領域が関連性を保ち、連携し、調和されながら実施しなければ、それぞれの課題は解決できないことを強調しているのである。

2) SDGsと栄養

　持続可能な開発目標（SDGs）における栄養の役割を検討した。まず、栄養不良が飢餓、貧困、保健、医療、さらに福祉に悪影響を与えていることは、広く知られていることであり、これらの領域においては、従来から栄養改善が大きな成果を上げてきた。しかし、SDGsに対する今日的議論は、栄養がこれら以外に教育、労働、経済、ジェンダー、差別、気候変動、さらに環境など多様な領域に影響を与え、栄養改善が、SDGsを達成するには不可欠で、それぞれの底辺を支える重要な要因だと考えられ始めていることである。

　また、栄養改善は、SDGsの各目標に貢献すると同時に他領域の問題が栄養に悪影響を与え、他領域の問題解決が栄養不良の解決にも有効であることが示されている。

目標1　貧困をなくそう

　どのような地域であれ、栄養改善は、労働力の向上、収入の向上、賃金の向上につながることから、貧困を削減するのに有効である。一方、貧困の改善により、人々は最低限の食料を手に入れることができ、栄養

状態の改善にもなる。

目標2　飢餓をゼロに

どのような人々に対しても、飢餓の撲滅は、生命を維持する上での根源的な課題であり、最も重要な栄養問題である。飢餓の原因には様々あるが、まず必要なことは、現状の調査、分析である。例えば、戦争や内乱等の緊急時には食料や栄養食品の緊急支援が必要であり、飢餓の根絶には平和な社会の構築が必要になる。一方、平静時には、その原因に沿って、農業生産性の向上、流通機構の改善、さらに限られた食料の有効活用、そして集団給食や栄養教育を恒常的に実施する。特に、飢餓に終止符を打ち、食料を安定確保して、栄養状態の改善を達成するためには、持続可能な農業を推進することが必要になる。

飢餓は、食料や食品の著しい不足によるエネルギー欠乏症、いわゆるマラスムスが多発している状態である。特に、胎児、乳幼児等、成長、発育期における栄養欠乏は、母体と胎児の健康障害を起こす。食料不足の内容や原因を調査、分析して、その実態に即した食料政策、栄養教育が重要になり、その改善計画が立案できる栄養の専門家の派遣や養成も重要なポイントになる。

一方、栄養改善により労働生産性は向上し、農業生産物や工業生産物の量と質が向上する。特に女性の栄養改善により、低出生体重児の抑制や母乳育児が改善されて、小児の飢餓や低栄養不良を救うことができる。

目標3　全ての人に健康と福祉を

人種、性、年齢、傷病者、障害者等に差別されることなく、全ての人々が一生にわたり健康状態を維持、改善することが必要であり、人々がどのような状況にあろうとも、常に栄養状態を良好にすることが重要になる。例えば、世界での5歳未満児の死亡原因のうち、45％は栄養不良に関連し、子どもの発育阻害は、その後の人生における非感染性疾患（生活習慣病）の発症と成人後の労働生産性の低下に関連することがわかってきた。世界で普及しつつある「人生最初の1,000日の栄養：Nutrition in the First 1,000 days」運動は、胎児期から2歳の誕生日までをプラスした1,000日の栄養改善の重要性を示したものである。妊婦が低栄養だと、胎児が低栄養に曝露され、低出生体重のリスクを増大させると同時に、太りやすい体質を形成して、成人後の肥満や非感染性疾患の発症を助長する。したがって、若年女性の低栄養は、次世代の一生にわたる健康にも影響を与えることになる。

また、過体重と肥満の減少は、非感染性疾患の有病率を減らし、低栄養は感染症（下痢症、マラリア、急性呼吸器感染症、結核、HIV ／エイズ）の発症に関係する一方で、これらの感染症が栄養性疾患の発病や死亡と関連する。

目標3に示されている目標には、13のターゲットが示されている（表10-2）。

栄養が間接的に関係するのが、下記の目標である。

目標4　質の高い教育をみんなに

幼児期の栄養は、教育の発達に関係があり、栄養状態が改善されれば学校の在籍割合や学習到達度が改善する。一方、その国の教育レベルが向上されれば、栄養教育は普及、進展して栄養状態も良好になってくる。日本のように、保育園、幼稚園、さらに学校に導入されている給食制度は、栄養・食事に関する総合的教育の一環として取り組まれ、大きな効果を上げる方法として、世界から注目されている。

目標5　ジェンダーの平等を実現しよう

女児や10代の女性の栄養状態を改善すれば、学校での学習能力を高めることができ、このことは、職場や広い社会におけるエンパワメントになり、女性の社会的地位の向上に役立つ。女性の栄養状態の改善により、農業における女性の地位を向上させることもできる。

目標8　働きがいも、経済成長も

栄養が、労働力、労働生産性、さらに個人の収入に関係していることは、前述したとおりである。

目標11　住み続けられる街づくりを

表10-2　目標3「全ての人に健康と福祉を」のターゲット

3.1	2030年までに、世界の妊産婦の死亡率を出生10万人当たり70人未満に削減する。
3.2	全ての国が新生児死亡率を少なくとも出生1,000件中12件以下まで減らし、5歳以下死亡率を少なくとも出生1,000件中25件以下まで減らすことを目指し、2030年までに、新生児及び5歳未満児の予防可能な死亡を根絶する。
3.3	2030年までに、エイズ、結核、マラリア及び顧みられない熱帯病（Neglected Tropical Diseases：NTDs）といった伝染病を根絶するとともに肝炎、水系感染症及びその他の感染症に対処する。
3.4	2030年までに、非感染性疾患による若年死亡率を、予防や治療を通じて3分の1減少させ、精神保健及び福祉を促進する。
3.5	薬物乱用やアルコールの有害な摂取を含む、物質乱用の防止・治療を強化する。
3.6	2020年までに、世界の道路交通事故による死傷者を半減させる。
3.7	2030年までに、家族計画、情報・教育及び性と生殖に関する健康の国家戦略・計画への組み入れを含む、性と生殖に関する保健サービスを全ての人々が利用できるようにする。
3.8	全ての人々に対する財政リスクからの保護、質の高い基礎的な保健サービスへのアクセス及び安全で効果的かつ質が高く安価な必須医薬品とワクチンへのアクセスを含む、ユニバーサル・ヘルス・カバレッジ（UHC）を達成する。
3.9	2030年までに、有害化学物質、並びに大気、水質及び土壌の汚染による死亡及び疾病の件数を大幅に減少させる。
3.a	全ての国々において、たばこの規制に関する世界保健機関枠組条約の実施を適宜強化する。
3.b	主に開発途上国に影響を及ぼす感染性及び非感染性疾患のワクチン及び医薬品の研究開発を支援する。また、知的所有権の貿易関連の側面に関する協定（TRIPS協定）及び公衆の健康に関するドーハ宣言に従い、安価な必須医薬品及びワクチンへのアクセスを提供する。同宣言は公衆衛生保護及び、特に全ての人々への医薬品のアクセス提供にかかわる「知的所有権の貿易関連の側面に関する協定（TRIPS協定）」の柔軟性に関する規定を最大限に行使する開発途上国の権利を確約したものである。
3.c	開発途上国、特に後発開発途上国及び小島嶼開発途上国において保健財政及び保健人材の採用、能力開発・訓練及び定着を大幅に拡大させる。
3.d	全ての国々、特に開発途上国の国家・世界規模な健康危険因子の早期警告、危険因子緩和及び危険因子管理のための能力を強化する。

住み慣れた地域で、幸福感を感じながら住み続けられることは、人生の喜びである。そのためには、地域で生産され、四季折々に変化する食品を楽しむことができ、家族や近所の人々と一緒に食べる社会や環境の創造、さらにコミュニティが機能していることが必要である。近年、高齢社会を迎えて地域包括ケアシステムの構築が叫ばれているが、重要なことは、地域の再生であり、その中で、栄養・食事への取り組みは重要な課題になる。

　これらの他に、「**目標13　気候変動に具体的対策を**」、「**目標14　海の豊かさを守ろう**」、「**目標15　陸の豊かさも守ろう**」にも、間接的に栄養が関係している。

　以上述べてきたように、栄養は、SDGsの各目標に影響を及ぼし、持続可能な開発の底辺を支える重要な課題である。しかし、「世界栄養報告2018」(2018 Global Nutrition)には、残念な報告がある。それは、『栄養不良が、あらゆる領域で人類の発展を阻害し、重要な問題であることを多くの人々が認識し、国連も「栄養のための行動の10年(2016〜2025年)」や「持続可能な開発目標(SDGs)」を示し、世界的・国家的対策が勢いを増しつつあり、今は、栄養不良に終止符を打つ絶好の機会でありながら、その実態は許容しがたいほど悪く、改善も進展していない』と分析しているからである。

栄養改善の遅延と日本の役割

　現在、世界の子どもの22.2%(1億5080万人)は発育不良にあり、衰弱した子どもが7.5%(5050万人)いる一方、過体重の子どもは5.6%(3830万人)存在する。しかも、8つの主要な栄養指標である成人の①高血圧、②肥満、③過体重、子どもの④発育不良、⑤衰弱、⑥過体重、そして全年齢の⑦貧血と⑧塩分過剰摂取が改善していない。「世界栄養報告2018」は、対策として包括的プログラムの策定、データの活用、資金調達や投資、進展例の参考、革新的対策の提案、安価で健康な食事が摂れる総合的対策等が必要だとしている。さらに、この報告書では「東京

栄養サミット 2021」は、国際社会が栄養不良に終止符を打つ絶好のチャンスであると結んでいる。

　確かに、我が国は、戦前・戦後の低栄養と高度経済成長後の過栄養の二重負荷に対して、真正面から取り組み長寿国家を作り上げた。その要因の一つが、世界に類を見ないほど多くの栄養の専門職を養成して社会の隅々まで配置したことである。世界の栄養問題を体験した「日本の栄養（Japan Nutrition）」の出番である。

3）「持続可能な健康な食事」

アントロポセンの時代

　2000年、ノーベル化学賞を受賞したオランダの化学者パウル・クルッツェン（Paul Crutzen）は、現在を「アントロポセン（anthropocene）」と表現した。日本語で「人新世」と翻訳されている。人類が、自然から影響を受けた時代から、人類が地球環境や生態系、さらに気候に影響を与える新たな時代になったと言ったのである。そして、この新たな時代は、地球を危機的状況にしつつある。地球上の生物が大量絶滅しことが、過去に5回あり、その原因は、大規模な地殻変動、火山、凍結、そして隕石等、地球を取り囲む自然環境の変動によるものであった。しかし、「人新生」の現在が直面している6回目の危機は、地球に存在する人間の活動によって引き起こされ、人間自らが生物の大量絶滅の原因を作りつつある。ここ数十年の間に人間が行った化石燃料の使用、オゾン層の破壊、森林破壊、砂漠化などによって1年に1,000種が絶滅し、今世紀末には全生物種の4分の1が絶滅することが予測されている。実は、私たちが日頃、食料や食品と言っているのは、地球上の植物や動物であることを決して忘れてはならない。

　このような現状を打開するために、環境への負荷を軽減して持続可能な社会の創造を目標とした国際的議論が活発になり、その中で、栄養、食品、食事の在り方が議論され始めている。SDGsが国連で採択された

背景には、このような地球環境の危機的状況がある。

　2019年の1月、科学雑誌ランセット（Lancet）は、世界に衝撃を与える論文を発表した。「人新世の食料：持続可能の食料システムによる健康な食事に関するEATランセット委員会」報告書である。この報告書は、2050年、約100億人に達する人間が誰をも排除されず、それぞれの地域で健康と文化を維持できる食事の姿を示した。栄養、食事、健康、環境がwin-win（双方に利益あり）の関係になる食料システムを提案したのである。食事がもたらす「健康への貢献」と「地球環境への負担」を天秤にかけ、両方のバランスが取れる栄養と食事の在り方を示した。

　提案された具体的な食品群別摂取量は、赤肉や砂糖のような不健康な食品を削減し、環境負荷が多くなる肉等の消費をできる限り減少させ、栄養素の含有量が多い果物、野菜、豆類の増加を勧め、牛乳・乳製品はたんぱく質、ビタミン、ミネラル、さらに乳酸菌を多様に含有することから、適度に摂取することを勧めている（表10-3）。また、EAT委員会では、世界中の国々が今後、「水使用の減少」、「窒素とリン汚染の削減」、「二酸化炭素排出量ゼロ」、「メタン及び亜酸化窒素排出量の抑制」ができる農業、調理、流通、加工、献立等の開発に取り組む必要があると述べている。

　このような理念を基に提唱され始めているのが、地球環境と人々の健康を適正にする「Planetary Health Diet」（惑星のための健康的な食事）である。その内容は、皿（plate）の半分が、果物、野菜、ナッツで、残りの半分は、主に全粒穀物、植物性たんぱく質（豆、レンズ豆、豆類）、不飽和脂肪酸の多い植物油、適度な量の肉と乳製品、及び追加の砂糖とでんぷん質の野菜で構成されている。この案は、ベジタリアンやビーガンの食事に近いが、個人の好みやその土地の風土や文化は、尊重すべきだと述べている。なお、このEAT委員会の報告書に対して、畜産物の摂取すべき参考値があまりにも少なく、植物性食品に偏っていることから現実性が乏しいことや、関連する業界に与える影響が大きいとの異論が出始めている。

表10-3　持続可能な健康な食事の参考値（EATランセット委員会提案）

〈2,500kcal/日〉

食品構成	g/日（許容範囲）	kcal/日
全粒穀物		
米、小麦、とうもろこし他	232（0〜60％エネルギー）	811
根菜、高でんぷん野菜		
いも、キャッサバ	50（0〜100）	39
野菜		
全野菜	300（200〜600）	
緑色野菜	100	23
赤・オレンジ色野菜	100	30
他の野菜	100	25
果物	200（100〜300）	126
酪農食品		
牛乳・乳製品	250（0〜500）	153
たんぱく質食品		
牛・羊肉	7（0〜14）	15
豚肉	7（0〜14）	15
鶏肉・他の家禽肉	29（0〜58）	62
卵	13（0〜25）	19
魚	28（0〜100）	40
豆類		
乾燥豆	50（0〜100）	172
大豆製品	25（0〜50）	112
ピーナッツ	25（0〜75）	142
ナッツ類	25	149
添加脂肪		
パーム油	6.8（0〜6.8）	60
不飽和脂肪	40（20〜80）	354
家畜脂肪	0	0
ラード・牛脂	5（0〜5）	36
追加砂糖		
全甘味類	31（0〜31）	120

「持続可能な健康な食事」の指針

　このような背景を踏まえ、WHO は「持続可能な健康な食事」の指針として、「健康上の面」、「環境への影響」、「社会的文化的側面」からなる 16 項目を提案した（表 10-4）。この論文には、次のようなことが主張されている。

　現在、世界の人口 75 億人を支えているフードシステムは、貧弱な健康と環境劣化の主要な原因になっている。つまり、現在のフードシステムは、肥満、糖尿病、心疾患など食生活の関連した非感染性疾患（NCDs）を世界の死因の主要疾患にする一方で、8 億人が低栄養という状況を生みながら、世界の温室効果ガス（Greenhouse Gas：GHG）排出量の 20 〜 35％を放出し、地球上で氷のない土地面積を約 40％まで拡大し、過剰な肥料により陸、川、海を汚染し、このことが生物多様性を損失する最大の要因になっている。現代のフードシステムを変革しなければ、持続可能性も、健康な食事も不可能だと報告書では述べているのである。

　人口が増大し、豊かな消費活動ができる都市化が進めば、より多くの食料、特に肉、砂糖、油の消費量は増大し、それを生産する地球への負担は多くなる。しかも、このような食事への移行は、肥満や NCDs のリスクを増大させる。したがって、これからは、健康な食事への移行が環境への負荷を軽減し、環境負荷が少ない食事が健康な食事にもなる関係性を検証していくことが必要になる。例えば、多くの研究が、過剰摂取が NCDs の要因となる肉類の摂取量を減少させれば、GHG の排出量を減少させることができることを報告している。肉類を減少させて植物性食品を中心に食事摂取基準を満たす食事に変更すれば、食事が関係した GHG を約 50％減少でき、若年の死亡率が約 20％減少すると推定されている。

　一方、ドリューノウスキー（Adam Drewnowski）は、これらを調整するにはそれぞれの内容が測定でき、指標化されなければならないと主張している。例えば、栄養は食品や食事が持つ栄養密度、あるいは総合的評価をする栄養プロファイル、環境なら CO_2 の排出率や水の使用量、さ

表10-4　WHO「持続可能な健康な食事」のための指針（2019年）

健康上の面	1	生後間もなく母乳哺育を開始し、6か月齢まで完全母乳哺育で育て、2歳齢及びそれ以降も母乳哺育を続け、適切な補完的栄養と組み合わせる。
	2	高度な加工食品及び飲料製品を制限しつつ、様々な非加工食品または最小限の加工食品により、食品群全体を通じてバランスが取れている。
	3	全粒穀類、豆類、ナッツ類、さらに豊富で多様な果物と野菜を含む。
	4	中程度の卵、乳・乳製品、家畜、魚、及び赤身の肉を含めることができる。
	5	安全で清潔な飲料水。
	6	成長と発達、さらにライフスタイル全体に対して活動的で健康な生活ができるエネルギーと栄養素が、必要量を満たすが過剰ではなく適正に含まれる。
	7	食事に関連した非感染性疾患のリスクを軽減し、一般の人々の健康と幸福を確保するWHOガイドライン（脂肪：総エネルギー比で最大30〜35%、飽和脂肪から不飽和脂肪への移行、遊離糖：エネルギー比で10%未満、塩：5g以下）と一致している。
	8	食中毒を起こす危険性がある病原体、毒素、及び他の物質を最小限のレベルで含むか、または、もし可能であれば含まない。
環境への影響	9	温室効果ガス、水と土地の使用、窒素とリンの使用、及び化学汚染物質が目標設定内に収まっている。
	10	作物、家畜、森林由来の食物、水性遺伝資源などの生物多様性を保護し、魚類や動物の乱獲を避ける。
	11	食料生産における抗生物質とホルモンの使用を最小限にする。
	12	食品の包装におけるプラスチック及びその派生物の使用を最小限にする。
社会的文化的側面	13	食品ロスと廃棄物を減らす。
	14	食品の調達、生産、消費の方法が、地球の文化、料理の仕方、知識、消費パターンの価値に基づいて構成され、尊重されている。
	15	アクセスしやすく、好まれるものを含む。
	16	食品や水の購入や調理、及び燃料の取得の時間配分が、ジェンダー問題に影響しないようにする。

らに廃棄率などがあり、経済は価格、さらに社会は食文化、宗教、伝統的風習等を総合的に評価できる指標化をすべきだと述べている。

　結局、これからは、「その国や地域で育まれた伝統的食文化や食習慣を大切にしながらも、栄養学、医学、環境・社会学等の科学的根拠に基づいた栄養改善により、誰もが快適でより良い生活ができる、持続可能な栄養・食事を目指す」べき時代になりつつあると私は考えている。

4）災害時の栄養管理

3.11の教訓

　気候変動により、災害がますます増加し、緊急時の栄養管理が重要になりつつある。日常的には、農業生産や食品流通、さらに嗜好の偏り等で食品選択が不均衡となり、栄養状態は悪化する。しかし、栄養状態が著しく悪化する原因は、戦争と災害である。東日本大震災〔2011（平成23）年3月11日〕の際、被災地の食事内容が報道され始めると、日本栄養士会は直ちに動いた。日本栄養士会の迫和子元専務が先頭に立ち、リュックを背負って翌日現地入りし、調査を開始した。私も5月に現地に入った。避難所の体育館には、世界中から山のように食物が届き、避難者に平等に配給されていた。菓子パンや缶詰が届けば、被災者はそればかり食べ、食物は平等に配食されるが、栄養的には著しく偏った食事となっていた。避難者の中から脚気や貧血、さらにたんぱく質不足が出現し、糖尿病や高血圧等で食事療法が必要な人々は病状が悪化していた。成長期にある乳児や小児、さらに高齢者の栄養状態にも問題が発生し始めていたのである（表10-5）。

今日のJDA-DAT

　この経験を活かし、日本栄養士会は、大規模自然災害発生時、迅速に被災地での栄養・食生活支援活動を行う「日本栄養士会災害支援チーム（The Japan Dietetic Association-Disaster Assistance Team：

表10-5　被災地の栄養問題

1	避難所に保管される支援食料には、栄養的な偏りが起こる。
2	一箱に複数の食材料が混入されていて、必要とされる食品が使用できない。
3	おにぎり、菓子類、菓子パンが多く、飽きて食べきれない人が多く存在する。
4	たんぱく質食品、野菜・果物類、牛乳・乳製品が著しく不足し、たんぱく質、ビタミン、ミネラル、食物繊維の摂取量が不足する。
5	肥満、糖尿病、高血圧、腎臓病、アレルギー等の食事療法の実施が困難となる。
6	乳幼児のミルクが不足する。
7	高齢者の栄養状態や食事が悪化する。
8	ライフライン(電気、ガス、水道)や給食施設の不備が続いていた。

JDA-DAT)を創設した。最初は、食品倉庫の整理から始まったが、徐々に適正な食品の分配、給食、食事のシステムができ、避難所間の食品の交換、栄養サプリメントや病者用食品の配給、自衛隊の炊き出しへの栄養剤の添加、食品衛生管理、在宅高齢者や病人への栄養指導、乳児用液体ミルクの普及等、活動の幅は次第に広がっていった。

　チームのメンバーは、研修や訓練をくり返し、特別な車(DAT号)も購入し、日々起こってくる災害に備えている(写真32)。災害地では制度やシステムが崩壊し、業務の指示系統が希薄になる。そのような中でも、

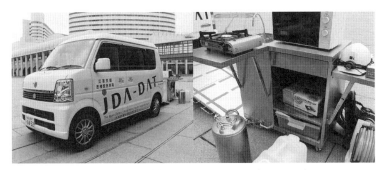

写真32　日本栄養士会災害支援チーム(JDA-DAT)

栄養の知識や技術を基盤に適正な支援活動ができるようにしている。現在、この活動を中心的に動かしているのが日本栄養士会の下浦佳之専務であり、JDA-DATメンバーの数は3,277人となっている。

参考文献

1) 2014年世界栄養報告 (2014 Global Nutrition Report, GNR), International Food Policy Research Institute, 2014

2) 2018年世界栄養報告 (2018 Global Nutrition Report), International Food Policy Research Institute, 2018

3) Willet W, *et al.* Food in the Anthropocene: the EAT-Lancet Commission on healthy diets from sustainable food systems. *Lancet,* Published online January, **16**, 2019 (https://doi.org/10.1016/S0140-6736 (18) 31788-4)

4) WHO. Sustainable Healthy Diets Guiding Principles, 2019

5) Drewnowski A. Measures and metrics of sustainable diets with a focus on milk, yogurt, and dairy products. *Nutrition Review* **76** (1)：21-28, 2017

11章 これから保健、医療、福祉を学ぶ人たちへ

1) 夢は、見るものでも 必ず実現できるものでもなく、語るもの

　私は、夢は単に見ることでも、必ず実現できるものでもなく、「語る」ことに意味があると思っている。

　先人たちは、貧しさの中で、あるいは社会の不安定と不条理の中で、かなえられない夢を見て、多くの人々に語った。現実があまりにも厳しい時には夢の話として表現せざるを得なかったのである。

成果主義の弊害

　近年、若者が夢を語らなくなり、特に大人は、夢は夢の世界で現実味がない話として軽視さえするようになった。その背景には、20世紀末から始まった「成果主義」があるのではないかと思っている。根拠のない夢物語のような計画を立てるのではなく、最終的に成果が生み出せるように計画し、戦略を立てることが強調される。

　何か夢のような話をすると、返ってくる質問は、「アウトカムは何で評価するの？」

　計画を立てる際には、実現可能な数値目標を定め、それに向かって努力するという方法論である。この方法は、具体的な目標がわかり、評価が容易で、短期間で成果を上げることができるので、多くの領域で実施されてきた。しかし、近年、この方法の問題点が出てくるようになった。この方法だけでは、長期の成果が見えないし、最終的にどのような世界が誕生するのか、わからなくなってくるからである。現代社会が、不安定で、最終目標が定まらず、混沌とし始めているのはそのせいかもしれ

ない。

再び夢を語る時代へ

　私は、時代は変わりつつあり、もう一度、夢を「語る」時代が必要なのではないかと感じている。契機になったのは、2009年4月5日、当時のオバマ アメリカ大統領が、プラハの大群衆の前で世界の人々に語った「核なき世界」という夢の話を聞いた時である。現代では実現性がなく、成果もなく、ただ夢を語っただけなのに、彼はノーベル平和賞を受賞した。成果の見えない中で受賞したのはノーベル賞の歴史の中で初めての出来事である。

　実は、彼の演説の基本になったのが、その2年前に、アメリカを代表する4人の知識人が、ウォールストリートジャーナル紙 (The Wall Street Journal：WSJ) に発表した「核兵器のない世界を目指すべきだ」という意見書であった。彼らは、長くアメリカの国防政策に従事していた専門家で、当初、このような非現実的な論文を発表することを、躊躇していた。しかし、背中を押したのが、1776年7月4日に公布された「アメリカ独立宣言」であったと、彼らは述べている。奴隷制が存在して人種差別が公然と行われていた社会の中で、「すべての人間は平等に造られている」と高らかに宣言したのである。現実とはあまりにも乖離した夢の話だったが、宣言文に盛り込まれた。その後、その思想は、多民族が共存するアメリカ社会の理想的な姿として継承され、夢の途中ではあるが、人としてのあるべき姿として、不変の方向性を示している。

　どのような病人や障害者であっても、手足が動かなくなり記憶が途絶える高齢者であっても、生きる意志と残された機能さえあれば、差別されることなく、いきいきと幸せに生きていける。このような社会をつくることは夢なのかもしれない。しかし、その夢を、みんなで語り合い、絶え間なく努力していけば、いつかは実現する。たとえ、かなわなくても、理想とする夢の話を公言すれば、人々はそのことに共感し、同じ方向を向き、理想に向かって動く社会の原動力になる。

専門学校や大学に入学し、これから専門職を目指そうとしている若者は、今、子どもの夢から、大人の夢への実現の移行期にある。学生生活には、時間は十分ある。家族はもちろんのこと、キャンパスには、夢を聞いてくれる教官、同級生、先輩や後輩、さらに地域の人々など、多くの人々が存在する。夢は、語ればその実現に向けて、自分に宿題を課すことになり、真剣に取り組むこともできる。さらに、たとえ小さな夢でも、夢は語れば、語るほど、実現した時には共に喜んでくれ、夢破れれば共に悲しんでくれる人々が多くなり、一緒に同じ夢を見てくれる真の友も生まれる。そして、人生が豊かになる。

2）知性がある人材を育てる

　人類は、少子高齢化、地域環境の崩壊、経済格差、国際的緊張等、かつて経験したことがないほど困難な問題に直面している。これから、保健、医療、福祉の専門職を目指す人々にとって、いずれもが避けては通れない課題である。しかもこれらの課題は、それぞれが他領域の問題と微妙に関係し、さらに、これらの問題の多くには、一つの正解が得られにくい特徴がある。つまり、これからは、一つの答えが手に入らない複雑、多様な問題に取り組むことになる。

　既に、多くの専門家や学者は、現代社会が掲げる難解な課題に取り組んでいる。例えば、バイオテクノロジーやロボットの最先端技術を用いて、生物そのものを変化させたり、再生医療により故障した部分を修理、補強する研究も進んでいる。ビッグデータの解析により、答えを探そうとする試みや人工知能（AI）を生活のあらゆるところに活用して、より便利で合理的な生活を探求する方法が早くも実用化されている。

科学技術の無限性・危険性

　2000年、ブラジルに住み、バイオアーティストであるエドワルド・カッツ氏（Eduarudo Kac）が、蛍光発色するウサギを芸術品として創作す

ることを考えた。彼は、フランスのある遺伝子工学者にその作業を依頼した。科学者たちは、ごく普通のウサギの胚を取り出し、そのDNAに緑色の蛍光性を発するクラゲの遺伝子を移植した。見事に緑の蛍光色を発するきらきら光るウサギを完成させたのである。このような技術が人間にも活用させられるのは時間の問題で、この技術は、芸術のみならず、病気の予防や治療には活用できる可能性がある。しかし、このような技術は、人間が、自分に都合のよい人間を作ることの危険性をはらんでいることも、忘れてはならない。

　つまり、人間が科学技術により手に入れた知識や技術には、無限の可能性を秘めているが、一方で無限の危険性もはらんでいる。現代とは、このような時代だと認識していた方がよい。では、これから私たちは、どのような方向を目指して、学べばよいのだろうか？

知性を磨く人間性

　私は、田坂広志氏が書かれた「知性を磨く」を読んだ。彼は、現代社会が掲げる問題点を帰結させるには、物知り博士に必要な「知能」ではなく、「知性」だと言っている。「知能」とは、答えのある問いに対して速く、正しく答える能力を言い、「知性」とは、答えのない問いに対して、問い続ける能力を言う。彼は、知性を磨く条件として、思想、ビジョン、志、戦略、戦術、技術、そして最後に「人間性」を挙げている。

　知能は、コンピュータの中に保有でき、いずれはAIが対応してくれる。しかし、知性は、自分の努力により学び、修得しないと手に入らない。現代社会が求める優秀な人材に必要な資質は、科学の知識や技術を総動員させ、人々のイノベーションを高め、難解な課題に積極的に取り組むことができる知性だと思う。そういえば、古くから、敬意を払って人を高く評価する言葉に、「あの人は知性がある立派な人だ」は言うが、「知能がある人」は高く評価しない。

3）なぜ学び続けるのか

　人間は、必ず、将来に対する夢を描く。その中には短期的な計画も、長期的な夢もある。そして、その夢を実現させるためには、種々の努力が必要であり、その中心になるのが、関係する種々の事柄を「学ぶ」ことである。しかし、「学ぶ」ことの意義や方法を体系的に考え始めた歴史は、それほど古くはない。以前、多くの人々は、「学ぶ」ことより、むしろ「信じる」ことを重要なことと考えた。人々は、朝な夕なに、神や仏、さらに賢人や統治者の教えを信じ、夢が実現するように祈ったのである。この風習は、今でも、お正月や受験前には、神社で見ることができる。

知的革命の誕生

　約500年前、知的革命と言われるものがヨーロッパで誕生した。世の中の現象を観察し、その要因や原因を探り、法則を見出し、それを活用して自分たちの生活を進歩させる科学的方法を創造したのである。このことにより、人間は、「学ぶ」ことの意義や価値を知ることになる。学ぶことで科学を発展させ、ヨーロッパで産業革命を起こし、文明を発展させ、合理的で豊かな生活が送れるようになった。

学び続ける意味

　このような「知的革命」がヨーロッパで起こった理由は、その前の大航海時代にある。当時、ヨーロッパの征服者は、航海に出かける際、船員と同じように、天文学、地理学、気象学、植物学、人類学の学者を同船させた。つまり、当時の征服者は、未知なる世界を征服して金銀財宝を手に入れようとしただけでなく、未知なる世界から新たなことを学ぼうとする意思を持っていた。

　効果は、まず、船員自身に現れた。かつて、船員の半数は、航海中に体の軟らかい組織から出血が始まり、歯が抜け、傷口が開き、黄疸が起

こり、手足が効かなくなる難病で亡くなっていた。16世紀から18世紀の間に約200万人の船員がこの病気で死んだ。この時、英国のクック船長は、リンド医師の助言に従い、当時地方の民間療法として使われていた柑橘類を水夫に与えた。その結果、病気は、完全に予防、完治できた。今考えれば、この難病は、航海中、新鮮な野菜や果物が不足することによって起こるビタミンCの欠乏による壊血病だったのである。壊血病の予防法を学んだことにより、英国は、世界で最も遠くまで航海できるようになり、世界中から膨大な知識やデータを獲得し、近代学問のリーダーになっていった。例えば、物理学では、ニュートン (Isaac Newton) がエネルギー不滅法則を見出し、この考えは、栄養学の起点となった生命エネルギーの発見にも繋がっていく。生物学ではダーウィンが多くの航海記録を参考に、進化論をまとめた。進化論により、人間は神による創造物ではなく、環境適応したサルが進化したことが明らかになり、生命科学が誕生し、現在の保健、医療、福祉を発展させる原点になっている。

　現在社会が、以前よりも豊かで、快適な生活が送れるようになった原点は、単に「信じる」ことだけではなく、「学ぶ」ことを始めたからであり、私たちが死ぬまで「学び」続ける意味は、そこにあると思っている。

4) 未知なることへの挑戦

大学院教育の必要性

　保健、医療、福祉に従事する専門職の教育、養成は、主として専門学校で行われていた。医師も医学専門学校で養成され、「医専」と呼ばれた。しかし、近年、医師が大学医学部での教育に移行したように、看護師、管理栄養士、理学療法士、作業療法士、社会福祉士等が大学教育を目指すようになった。専門職教育の基盤となる、それぞれの学問が進歩し、体系化されることにより、2年や3年では足らず、4年制大学に移行

し、最近では大学院教育の必要性も叫ばれている。

主たる理由は、3つある。

第一に、それぞれの専門領域における知識や技術が高度化して、教育期間が2～3年では不足し、4年の学部教育でも不足傾向にあり、大学院での教育の必要性が出てきたことがある。

第二は、大学では、かつて教養課程といわれた哲学、倫理学、生命科学、憲法、社会学、統計学、語学等、専門領域と関係し、専門的な知識や技術を周辺から支える学問を学べることがある。これらの基礎学問を修得することは、専門領域をより拡大、深化させるためには必須な科目であり、多領域連携や職業倫理等が叫ばれる現在社会には、必要とされる。

第三は、大学では、まだ人間が知らないことがあることも学び、新たな知識や技術を切り開く意義や方法を学ぶことができる。つまり、未知なることを研究して、その領域を進歩させ、その進歩が人々をより健康で、幸せにすることができることを学ぶことである。

未知の栄養素への気づき

1870年9月19日から132日間、現在のドイツ軍であるプロイセン軍が、蜂起したパリ市民に対し、兵糧攻めを行った歴史がある。市民は、自宅に保存していた食料を食べ尽くし、ネコ、ネズミを食べるようになり、「ネコ、ネズミの料理本」まで出回った。動物園に行き、馬、象、ライオン等の動物まで食べるようになった。包囲されたバリケードの中に、当時、著名な栄養学者デューマ（Jean Dumas）がいた。周りの人々が死にゆく姿を見て、乳幼児だけでも救おうと考え、世界で初めて人工ミルクを作った。「アルブメン」と呼ばれ、種々のたんぱく質を油で乳濁化させて糖分で甘くしたものである。

しかし、このミルクを与えても、子どもたちはバタバタと死んでいった。栄養学の知識を用いても、子どもたちの命を救うことはできなかった。その理由は、当時の栄養学は、エネルギー源となる炭水化物、脂肪、

たんぱく質しか知らなかったからである。エネルギー源さえ摂取すれば、人は生きていけると考えていた。つまり、未熟な栄養学が起こした悲劇といえる。ところが、彼の無謀とも思える挑戦があったからこそ、人間は、まだ知らない栄養素があることを知り、その後のビタミンやミネラルの発見につながっていった。

　大学で学ぶことの意義は、学問には未知なるものが存在していると考える謙虚さと、それを知ろうとする勇気、さらに学び続ける興味を持つことである。

5）偶然と失敗が、偉大なる発見を生み出す

答えを導く過程の重要性

　最近、私は心配していることがある。

　それは、IT技術の進歩により、パソコンやスマートフォンでキーワードを入力すれば、機械が検索し、瞬時に答えが出てくれる世の中になったことだ。このような方法に慣れてしまうと、全ての問題や課題には正解があり、キーワードさえ入力すれば簡単に手に入ると勘違いしてしまう。

　しかし、このようにネット検索で得た答えは、既に誰かが知り得た内容を整理した平均的なものであり、誰が検索しても同じ答えしか出てこない。ITが発展する以前は、わからなかったことがあれば、教員や専門家の意見を聞き、図書館に閉じこもり、関係する文献や書物を読みあさり、あれやこれや考えながら答えを手に入れた。時間をかけ、失敗を繰り返し、曲がりくねって導き出したのである。その答えは、完成度が低く、不十分で、不正解なのかもしれない。しかし、手間暇かけて手に入れた答えなので、納得でき、他人にも説得力があった。また、導き出す過程で、探し間違え、見間違えして思わぬ発見をすることもあり、個性があり、ユニークな答えが多かった。

挑戦の勧め

　最近、我が国では毎年のようにノーベル受賞者が出る。受賞者からよく出てくる話は、挑戦し続けると偉大なる発見に遭遇し、その過程には偶然と失敗が必要だということだ。多くの人々が行っている普通の手段で求めても、それでは普通の答えしか出てこない。無益と思われる挑戦があるからこそ、偶然と失敗に巡り会うことができ、その原因をしつこく探求することに新たな発見が起こるのだと思う。

　学生時代は、学べば学ぶほどわからないことが増え、立ち止まり、戸惑い、悩むことも多くなる。しかし、そのことこそが、人間として、専門職として成長する糧になることを忘れてはいけない。人間が他の動物に比べて、知的動物として著しく進化できたのは、生物的な環境適応だけではなく、未知なることを知り、よりよい生活を送ろうとする強い意志や勇気、さらに挑戦する能力があったからだと思っている。

6）助け合う心により、人々の命を支える

　21世紀は、高度経済成長が終焉し、ベルリンの壁が崩壊し、湾岸戦争が起こり、環境問題が深刻になり、人類が新たな価値観と社会の枠組みを模索する時代から始まった。そして、2011（平成23）年3月11日、東日本大震災が起きた。豊かな社会を築いてきた科学でも、あの大震災を予測することができず、科学技術の粋を集めた原子力は、一瞬にしてリスクの高いエネルギーとなった。しかし、私たちは、この暗闇の中で、「絆」という一筋の光を見出した。絆とは、動物をつなぎ止めておく手綱からきた言葉で、離れることができない人と人との結びつきを意味している。

　特に日本列島は、本来不安定な大地で、私たちは毎年のように台風という嵐に見舞われ、何度も大地震を経験してきた。そのたびに、日本人は平穏な日常生活を破壊され、何人もの掛けがえのない命を失い、この世に「常」はなく、はかないものだとする「無常観」を人生観として持

った。そして、幾度も崩壊と復興を繰り返し、破壊された時には人と人との絆を大切にし、復興の際には知識や技術を磨き、みんなで助け合うという精神を育んできた。

　さらに、忘れてならないのは、大震災の際、世界中の人々から支援の手が差し伸べられたことである。困った時に助け合う心は、別に日本人だけではなく、人間が共通して持っている。では、なぜ、人間だけがこのような心を持ったのだろうか？　実は、チンパンジーも、バナナに手が届かない仲間がいれば、棒きれを渡して手助けをするそうである。しかし、彼らは、助けた方も助けられた方も、ただその場限りで、そのことに何の感情も持たず、助けてもらったことに感謝して何かの機会に恩返しをすることはない。

助け合いの歴史

　最近、現代人の祖先であるホモ・サピエンスの痕跡が、アフリカ最南端にあるケープタウンの近くにあるブロンボス洞窟で発見された。実は、その遺伝子を持つ部族が、今でもカラハリ砂漠のマハマシ村に住んでいる。そこでは、狩猟による食料は限られているので、収穫がよくても悪くても、全てをみんなで分かち合う基本原則が貫かれている。飢餓で苦しむ村があれば、必ず近くの村が助け、助けられた村は次の年にたくさんの牛乳をプレゼントする互恵関係が成り立っているのである。もし、このような関係ができなかった者は、村から追い出され、一人では生きていけなくなる。結局、お互いに助け合う関係性ができた人類のみが生き残り、現代人の「共に生きる」という心が出来たと考えられる。

　保健、医療、福祉の専門職は、人々の健康と幸せを目指す専門職であり、人間が持つ心に寄り添うケアが重要になる。人間は、それぞれが離れることができない絆で結ばれていることを忘れてはならない。

感性を磨く教育

　神奈川県立保健福祉大学では、新入生に、いきなり4学科共同による

臨地実習を行っている（写真33）。当初、専門的知識も技術もない新入生を現場に出すことに対しては、種々の意見があった。しかし、人をケアする専門職種には、人に寄り添うための人としての感性を磨く必要があり、そのことは専門性とは別に実体験から学ぶこと以外にはできないと考えている。また、4学科混成のチームを作ることにより、多職種連携の必然性も学んでほしかったからである。

　多くの学生は、不治の病で悩む人、生まれながらに精神的・肉体的障害を持った人、それでも日々生きようとしている人に初めて接する。最初は、どのように声をかけてよいかわからず、手を握ることも、声を発することもできない。核家族の中で育った現在の若者は、人が生を受けたり死んでいく瞬間に立ち会った経験がなく、人が老いていき病に伏す現実を見ることが少ない。しかし、保健、医療、福祉の専門職になるということは、このような人間の宿命ともいえる生、老、病、死の現実と直面することになる。

　実習が終了した後に、教室で発表会をする。多くの学生が、病人や障害者と会話でき、触れられる関係性ができた感動を涙して語る。私は、

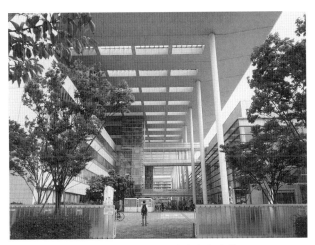

写真33　神奈川県立保健福祉大学
大天井の下がコミュニティ広場

この感性こそが、この職業を持続、発展させるために重要なのだと考えている。

7) 心身の機能性の維持・増進と栄養

フレイル対策＝低栄養予防

「健康寿命の延伸」に必要なことは、疾病の発症予防と増悪化防止である。そして、加齢に伴い重要になるのが介護予防であり、その中心となるのがフレイル対策である。フレイル対策の中心が低栄養予防となる。低栄養とは、エネルギーや各種の栄養素が心身の必要量を満たしていない状態を言い、代表的な疾患には、エネルギー・たんぱく質欠乏症、鉄欠乏性貧血、カルシウム不足による骨粗鬆症等がある。特に高齢者で問題になるのがエネルギーとたんぱく質の両方が不足する低栄養状態である。高齢者になると一般に小食で、あっさりしたものを好むようになることから、油脂類、肉類、牛乳・乳製品、卵類の摂取量が減少する。また、高齢者では、体内でのたんぱく質等の合成能力や回復力が減少していることも原因になっている。エネルギーが不足すると、それを補うために体脂肪や筋肉の分解が亢進して体重と筋肉量の減少が起きる。この際、高齢者では肝臓でのたんぱく質の合成能が低下することが重なり、血中のたんぱく質（アルブミン）も低下する。

低栄養の臨床変化

ところで、低栄養により、人々は心身の機能をどの程度失うのだろうか？

一般に、臨床で観察される心身の機能低下は、疾病の影響があり、純粋に栄養だけの影響だと言うことができない。もし、純粋に観察しようとすれば、健康人に対する低栄養の試験、いわば「飢餓試験」が必要になり、現在では倫理上できない。ところが、1944年、アメリカで、戦時中に「ミネソタ飢餓実験（Minnesota Starvation Experiment）」が行わ

れた。一般公募して、6か月間、摂取エネルギーを1日1,570kcal（通常の半分）に抑え、運動量は週に35kmのウォーキングを行った。

　実験の結果、平均体重は69kgから52.4kg（－16.6kg）となった。また、身体的変化は、体温や脈拍数の減少、体力低下、浮腫、視力・聴力低下等が起こった。私が驚いたのは、低栄養による精神的変化である。集中力や注意力の低下、抑うつ、イライラ、無気力、ヒステリー等が観察され、これらは高齢者によく見られる（表11-1）。つまり、低栄養により、疾病とは関係なく、心身の機能低下は起こるのであり、栄養状態の改善により、高齢者に見られる心身の機能を維持、改善させることができることになる。

表11-1　低栄養に見られる精神的変化

集中力、注意力、把握力、判断力は低下
精神的疲労感の増加
無感動、無力感の増加
異性への関心や性欲の低下
ガム、コーヒーへの枯渇感、中毒症状
気分障害、気まぐれ、イライラ感の増加
抑うつ、ヒステリー
忍耐やイライラは怒りの爆発に進展
神経質や不安の増大
爪噛み、喫煙
衛生観念の欠如
自殺企画や自傷
引きこもり、孤立、ユーモアや友愛の欠如
万引き

8）食事には元気になる素があるかもしれない

膵炎の発症と入院時の栄養

　以前から、膵炎だけにはなりたくないと思っていた。体験者から、発症時に起こる激痛のつらさを聞かされていたからだ。2019（令和元）年7月の中旬、その激痛に襲われて10日間入院した。日頃はビールをコップ1杯程度で終わるのに、会食のメンバーとの会話が楽しく、しかもおいしい日本酒が出てきたので、調子に乗って飲みすぎてしまった。診断名は「アルコール性急性膵炎」。絶飲絶食、つまり、口からの飲食物を一切摂らない生活が1週間続いた。人生初めての経験であり、3本のカテーテルを通して、抗炎症剤、抗生物質、栄養剤の投与が始まった。いわゆるスパゲッティ症候群である。1日に5%のブドウ糖輸液が3リットル投与されたので、糖質の摂取量は150gとなり、エネルギー量は600kcalとなる。この量は、健康人の基礎代謝量の約半分で、しかも炎症もあるのでエネルギー消費量は多くなり、水分、ビタミン、電解質は十分投与されていたとしても、完全なエネルギー不足状態になる。しかも、アミノ酸と必須脂肪酸は投与されていない。この間、エネルギー、糖質、さらにアミノ酸の不足を補うために、体脂肪や体たんぱく質の分解が亢進するので、退院時体重は3kg減少した。

　実は、不思議なことに、健康の時に想像していたほど「食べられない」ことの不満は感じなかったのである。点滴により血糖が維持されて空腹感を感じなかったせいもあるが、排尿のためにトイレまで2m歩くだけで、後はただただ寝ていればよかった。何も感じることも考えることもないので、不自由さも感じなかった。このまま続けば、誰でも「植物人間」になれると思った。

　以前から栄養状態がよかったせいもあり、驚くべき速さで回復し、炎症反応は低下し、1週間目から食事が始まった。三分粥、五分粥食、全粥食と1日ごとに通常の食事に近づき、点滴も中止した。すると、消化器官が動き始めて、不思議なことにそれに伴い徐々に全身に活力が湧き、

ベッドから立ち上がり、病室内をうろうろと歩き始めたのである。粥食では、十分な栄養量が確保できているわけではなく、点滴の時と大差はない。しかし、口から食べるおいしさと、食べたいと思う空腹感を感じ始めると、活力が出てきて、生きようとする力が湧いてきた。植物から動物に戻ってきたのである。

「元気になる素」の体験

食品中のある成分なのか、おいしさなのか、食べる行為なのかわからないが、食事には、人間を「元気にする素」があることを体験した。おそらく、最近言われている健康寿命の延伸とは、この感覚を維持しながら生きていくことだろうと思った。退院後は、1日3回、普通に食べられることに感謝し、できる限り、おいしく楽しく食べて、調子に乗りすぎない人生を送るように気をつけている。

9) ヘルスクレーム（健康強調表示）の難しい判断

食品には、栄養素を供給し、食べる満足感を与えてくれる以外に、消化・吸収、代謝、さらに生体が持つ種々の機能を改善し、健康を維持・増進して疾病リスクを低減させる作用がある。このことを食品に表示する制度として誕生したのがヘルスクレーム（健康強調表示）であり、我が国では「特定保健用食品」や「機能性表示食品」として制度化されている。これらは、いわゆる一般的な健康食品と違い、科学的根拠に基づいた表示を前提とし、消費者はそのことを選択する際の判断基準とする。ところが、この科学的根拠の妥当性を判断することは、容易ではない。

2017年、アメリカ食品医薬品局（Food and Drug Administration：FDA）は、大豆たんぱく質が「心疾患のリスクを低下させる」という健康強調表示を取り消す検討を始めた。理由は、「ナッツ及び大豆たんぱく質が食物繊維や植物ステロールを含有することから、血清脂質の低下が期待できることで健康強調表示を認めてきたのだが、ランダム化比較

試験 (Randomized Control Trial：RCT) の結果において、LDLコレステロール (LDL-C) 低下作用には一貫性がない」との見解である。

大豆たんぱく質のメタ解析

このことを受けて、トロント大学のブランコ・メヒア博士 (Blanco Mejia) らは、過去に行われた関連試験のメタ解析を実施し、その結果を発表したのである (A Meta-Analysis of 46 Studies Identified by the FDA Demonstrates that Soy Protein Decreases Circulating LDL and Total Cholesterol Concentrations in Adults. *J Nutr* **149**：968-81, 2019)。46件の論文のうち、大豆たんぱく質の摂取がLDL-C及び総コレステロール (TC) に及ぼす影響を、非摂取群と比較して6週間追跡していた43件をメタ解析した。参加者は成人男女であり、登録時のLDL-C値は110〜201mg/dLであった。大豆たんぱく質を摂取した群 (中央値25g/日) は、非摂取群に比べてLDL-C値が4.76mg/dL、有意に低下し、これは、3.2%の低下に相当した。また、TCの低下は6.41mg/dLで、これは2.8%の低下に相当した。メヒア博士らは「成人では、大豆たんぱく質の摂取により、わずかではあるがLDL-C値が約3%有意に低下していたことから、植物性たんぱく質を摂取することを勧めることは推奨できる」と結論づけたのである。

我が国における解析対象者

ヘルスクレームの妥当性の判断は難しく、今後、この論争は続く。しかし、このように科学的根拠を提示することにより、公明に議論されることが重要である。なお、注目されるのは、今回解析された対象者に脂質異常症の病人も含まれていることである。日本人のLDL-Cの基準範囲は、120mg/dL未満が適正域、140mg/dL以上は脂質異常症、その間は境界域であり、我が国の特定保健用食品 (特保) 制度では、脂質異常疾患者は対象とされない。健康強調表示食品の目的や使用の実態を考慮し、どちらが優れているのか、総合的な検討が必要である。

10）新型コロナウイルス（COVID-19）と戦う栄養

栄養の専門職としての責任

　2019年11月、新型コロナウイルスが中国・武漢で発生し、中国政府は、同年12月31日にWHOに報告した。このウイルスは、翌年の1月下旬には中国大陸に流行し、その後は東アジア・ヨーロッパ、さらに世界各地に拡散していった。2020年1月31日、WHOは「国際的に懸念される公衆衛生上の緊急事態」と宣言し、世界の人々に注意喚起を促した。しかし、3月7日の時点でも感染拡大は止まらず、世界で感染者数が10万人を超えた。そして、3月11日、WHOは、今回の感染拡大がパンデミック相当との認識を示したのである。

　パンデミック（英語でpandemic）とは、ある感染症（伝染病）の世界的な大流行を表す言葉で、語源は、ギリシア語のpandēmos、つまり、pan「全て」とdēmos「人々」の造語であり、すべての人々が関係する深刻な感染症であることを意味している。2022年1月27日時点では、世界全体の累計で感染者数が約3億6千万人、死者も約562万人となった。アメリカの感染者数は約7230万人、次いでインド4000万人超、ブラジル2430万人超となった。

　専門家は、熱い議論を行い、日本政府は矢継ぎ早に政策を発表して、2020（令和2）年4月7日に、安倍総理は「新型コロナウイルス感染症緊急事態宣言」を行った。各国ともに、外出しないで自宅に留まることを国民に訴えた。社会の風景は一変した。町から人々が消え、仕事に行くことも、店を営業することも、学校に行くことも、旅行も出張も禁止された。インターネットを活用した遠隔勤務や遠隔教育、さらに遠隔ビジネスが拡大している。

　考えてみると、人類は、歴史的に何度もこのような経験を繰り返し、生き残り、その度に科学や文化を進歩させ、新たな社会の仕組みを作ってきた。つまり、この戦いは必ず終結する。しかし、問題は、この戦いによる犠牲者や社会に対する悪影響を最小限度に留めることである。そ

のためには、自分自身や家族、さらに地域の人々を守るために、政府が言っているように「密接」、「密集」、「密閉」の3密を避けることを厳守し、しばらくは自宅を中心とした生活に切り替えることが重要になる。活発に動く動物から、動かない動物への切り換えである。

　実は、もう一つ、考えなければならないことがある。

　それは、今回の件は、東日本大震災のような地殻変動による災害ではなく、感染症という公衆衛生上の課題であり、保健、医療、福祉の問題にもなることから、栄養関係者にも重要な課題となる。3.11の時、翌日の新聞で地震学者が、今回の地震は想定外だったと発言し、世間から大きな反発を受けた。今回の新型コロナウイルスの感染拡大も、感染症の専門家や政府も想定外で、完璧なワクチンも治療薬もない。さらに保健医療福祉の関係者が自分たちには関係ないと言ってしまえば、人々は生きる希望さえ失ってしまう。保健、医療、福祉で働く専門職には、それぞれに専門領域があり、持っている知識や技術は異なるが、自分たちの持っている能力を最大限に発揮して、人々を健康で幸せにする必要がある。

日本栄養士会会長としてのメッセージ

　近年、栄養では、免疫との関係が多くの研究で明らかにされつつある。つまり、感染症との闘いは、細菌やウイルスに感染しないことと、発病しない抵抗力を強化させることであり、栄養は十分貢献できる。しかし、現実に起こったことは、ウイルスの撲滅に効果があるという情報から、店頭から納豆やにんにくがなくなり、食品の流通、販売等の機能低下や消費者のまとめ買いも重なり、日常の食事が崩壊したことであった。

　このような状況を憂い、2020年4月3日に日本栄養士会会長としてのメッセージをホームページに発信し、日本栄養士会雑誌5月号に「特別寄稿：栄養の力で難局を乗り切る」（表11-2）を掲載した。驚いたことに、その後、欧米の栄養学会や栄養士会が同様のメッセージを発信し、その

内容は同じ主旨のものであった。

　大きな反響があったので、その後、栄養指導に役立つＱ＆Ａや各国の政府機関や研究所、学会、さらに栄養士会からの情報にリンクできるようにホームページに掲載した。

　改めて忘れてならないことは、「栄養が目指すことは、人々がどのような状況になろうと、誰一人取り残すことなく、栄養の力で人々を健康に幸せにすることである」

表11-2 栄養のチカラで、難局を乗り切る

　4月7日（火）、新型コロナウイルス感染症対策本部で緊急事態宣言が発令されました。切迫した状況の中、その最前線である医療・福祉をはじめ各現場で活動を続ける管理栄養士・栄養士さらに医療・福祉関係者の皆さまに感謝するとともに心より敬意を表します。また、さまざまな職場で今まで経験をしたことがない状況で仕事をしている会員の皆さまを心配しています。

　新型コロナウイルスの感染拡大に伴い、日常の食事の維持が困難な状況になりつつあります。このような現状を踏まえ、（公社）日本栄養士会を代表して、全会員の皆さまにメッセージを出させていただきます。

　ウイルスの感染防止には、密閉、密集、密接を避けることと、十分な手洗いやマスクの着用が推奨されています。これらを守ることを前提に、さらに、気をつけたいことがあります。それは、ウイルスに対する「免疫」を維持、強化させることです。

　近年の研究により、私たちが持っている免疫は、多様な成分が複雑な代謝を営むことによって成り立ち、その仕組みには、多くの種類の栄養素がいろいろな形で関わっていることが分かってきました。

　その代表的なものがエネルギー・たんぱく質欠乏症（PEM）と免疫能との関係です。高齢者では、やせや血清アルブミン値の低下により、インフルエンザワクチンの接種後の抗体陽性率が著しく低下し、感染予防率も低下することが分かっています。また、各種のビタミンは、各種の代謝を営む補酵素として働くことから、これらが欠乏すると免疫能を営む細胞機能の低下を招くことになります。ミネラルの欠乏は、胸腺の形成不全や抗体となる免疫グロブリンのレベルを低下させます。一方、肥満や糖尿病等の過剰栄養も免疫能の低下を誘発し、肥満はCOVID-19の重症化のリスクになるのです。

　現在、免疫能に関係する栄養には、エネルギー、たんぱく質、n-3系脂肪酸、食物繊維、ビタミンA、ビタミンD、ビタミンE、ビタミンB群、ビタミンC、鉄、亜鉛、銅、セレンがあり、乳酸菌も関与します。

　つまり、食事から取る多くの成分が総合的に作用しながら、私たちはウイルスと戦い健康を維持しているのです。このことから、ある特定の栄養素や食品に依存するのではなく、いろいろな食品から、栄養バランスのとれた食事を取ることで、免疫に関与する全ての成分を摂取するのが、科学的な根拠に基づいた方法だということができます。

　外出の自粛、食料の生産力や食品流通力の低下、さらに消費者のまとめ買い等により、特定の食品の購入や消費に偏りが生じて、栄養バランスのとれた食事が取りにくい状況になっています。今こそ、栄養の力を活用し、新型コロナウイルスに打ち勝つ体力を持つことが必要です。国民に栄養の力を伝え実行してもら

うためには、管理栄養士・栄養士の活動が必須となります。

　現在、各国の栄養士会が新型コロナウイルスに関する情報を提供しています。栄養士として対応すべきこと、できることも発信しています。（公社）日本栄養士会においても、管理栄養士・栄養士が栄養指導を進める上で活用できる「一般の人々へのアドバイス Q&A」や情報サイトの紹介等、ホームページで情報公開をはじめています。ぜひ、活用してください。

　全国の管理栄養士・栄養士は、国民の皆さまと力を合わせて、この難局を乗り越えるように最大限の努力をしていきましょう。そして、会員の皆さまとご家族が安全に過ごされることを心から願っています。

2020年4月10日

公益社団法人日本栄養士会　代表理事 会長　中村丁次

参考文献

1） 外務省：東京栄養サミット2021 2021https://www.mofa.go.jp/mofaj/ic/ghp/page25_002043.html
2） 厚生労働省：誰一人取り残さない日本の栄養政策〜持続可能な社会の実現のために〜，2020
3） Teiji Nakamura：Japan Nutrition，Springer，2021

12章 「東京栄養サミット2021」から Japan Nutrition Action 2021-2030へ

1) Japan Nutrition を世界に発信

　日本政府は、2021年12月7日、8日と「東京栄養サミット2021」を開催した。日本政府が主催し、世界保健機関 (World Health Organization：WHO)、国際連合 (国連) 食糧農業機関 (Food and Agriculture Oganization of the United Nations：FAO)、国連世界食糧計画 (United Nations World Food Programme：WFP)、国連児童基金 (United Nations Children's Fund：UNICEF)、世界銀行グループ (World Bank Group：WBG) などが共催して、各国の首脳、閣僚等が出席した。「栄養サミット」は、2012年のロンドン・オリンピックの機会に初めて準備し、2013年、英国のシャルルボアで開催されたG7サミットの際に行われた。2016年のリオデジャネイロ・オリンピックに2回目が開催され、2021年の東京オリンピック・パラリンピックにも引き継がれることになったのである。

「東京栄養サミット2021」からの発信

　初日のハイレベルセッションでは、岸田文雄総理が我が国の栄養関連の取り組みを述べ、今後3年間で3000億円 (28億ドル) 以上の栄養支援を発表し、ユニバーサル・ヘルス・カバレッジ (UHC) の達成等に貢献していくことを表明した (表12-1)。林芳正外務大臣は、今回の栄養サミットにおいて、①栄養とユニバーサル・ヘルス・カバレッジ、②安全で持続可能かつ健康的な食料システム、③脆弱な状況下における栄養不良対策、④データに基づく説明責任、⑤栄養のための資金調達の5つのテーマを中心に議論を行うことに加え、先進国・途上国双方の政府、民

表12-1 岸田総理の挨拶からの一文

　御出席の皆様、2030年までに飢餓を終わらせ、食料安全保障及び栄養改善を実現し、持続可能な農業を促進するというSDGsの目標を、今、ここで思い出しましょう。今こそ、私たちの行動が必要です。日本は、今後3年間で3000億円以上の栄養に関する支援を行うことを表明します。「栄養の力で人々を健康に、幸せにする。」これは日本栄養士会会長の中村丁次氏の言葉です。日本は、この思いを世界に広げます。

間企業、市民社会、学術界を含む全ての関係者が一致団結してこの重要な課題に取り組む必要性を述べた。

　また、チセケディ コンゴ民主共和国大統領、ハシナ バングラデシュ人民共和国首相等、約30か国の首脳級及び閣僚級関係者やグテーレス国連事務総長、マルパス世銀総裁及びテドロスWHO事務局長等、国際機関の長、ビル＆メリンダ・ゲイツ財団等を含む計50人以上が栄養改善に向けた取り組みを述べ、幅広いステークホルダー（利害関係者）からコミットメント（政策的・資金的意図表明）が発表された。2日目（12月8日）のテーマ別セッションでは、健康、食、強靱性の3つのテーマごとにパネルディスカッションが行われ、幅広い関係者が参加し、上記の3つのテーマの横断的視点として、説明責任及び財源確保についても議論された。

　今回の成果文書として「東京栄養宣言（グローバルな成長のための栄養に関する東京コンパクト）」がまとめられた（表12-2）。最終的に66か国及び26社の民間企業を含む181のステークホルダーから、396に上るコミットメントが提出されるとともに、270億ドル以上の栄養関連の資金拠出が表明された。国内外の様々な関係機関が主催する120以上の行事が公式サイドイベントとして認定され、これほど大規模に行われた栄養サミットは、今までにない。

表12-2　東京栄養宣言（グローバルな成長のための栄養に関する東京コンパクト）概要の要約　　2021年12月7～8日

　世界中の誰もが健康で生産的な生活を送るためには良好な栄養が必要である。栄養は個人の健康と福祉の基礎であるとともに、持続可能な開発と経済成長の基盤である。良好な栄養への投資は、人々の健康を改善し、一人ひとりの可能性及び生産性を伸ばし、国の経済発展を支える機会となる。栄養不良は、全ての国にとっての課題であり、多くの国は栄養不良の二重負荷に苦しみ、新型コロナウイルス感染症のパンデミックの影響により公平性が一層の課題となった。

　食料システムは気候変動の悪影響に対し一層脆弱となり、一方で地球温暖化の一因となっている。国連食料システムサミット（UNFSS）は、我々の地球を保護しつつ、増加する人口を養うための持続可能で強靱な食料システムの必要性を強調した。我々は、SDGsアジェンダの一部として2030年までにあらゆる形態の栄養不良を終わらせるために、健康、食、強靱性、説明責任、財源の5つのテーマ別分野にわたって栄養に関する更なる行動を取ることにコミットする。

1　健康：栄養のユニバーサル・ヘルス・カバレッジ（UHC）への統合

　保健システムの強化は、栄養不良との闘いにおいて必要不可欠であり、UHCの達成は栄養不良を終わらせるために最も重要である。そのためには、乳幼児への最適かつ安全な食事の確保、学校給食等を通じたバランスのとれた健康的な食事の確保、栄養の教育やカウンセリングの実施し、保健セクター予算に栄養を組み込み、保健情報システムの構築、及び、不健康な食品のマーケティングを減らしつつ、効果的で手頃な栄養関連製品へのアクセスを促進することが必要である。

2　食：健康的な食事の推進と持続可能な食料システムの構築

　健康的でバランスのとれた食事は、多くのSDGs及び世界栄養目標を達成するための前提条件である。我々は、食料安全保障及び全ての人々に対する栄養を確保する強固な食料システムを構築する必要がある。食料システムに関する政策は、農業投入、食品生産、加工、流通、貯蔵、卸売、小売、消費並びに回収及び再流通を含む廃棄処分に関連するあらゆる側面において、その策定と実施における一貫性を確保するべきである。

3　強靱性：脆弱な状況や紛争下における栄養不良に対する効果的な取り組み

　紛争や気候変動の影響は、飢餓と栄養不良の世界的な増加の最大の要因となり、世界の飢餓の60％が脆弱性や紛争の影響を受ける地域で発生している。我々は、栄養不良を予防しつつ、危機にさらされている人々が長期化する危機の悪影響に対して、持ちこたえられるように支援すべきである。

4　説明責任：データに基づく説明責任の促進
　　質の高いデータ収集、並びにエビデンスに基づく進捗評価及び報告は、栄養改善の成果を確保する鍵であり、全てのステークホルダー間の調整を促進するよう努力する。
　5　財政：栄養の財政への新たな投資の動員
　　今こそ栄養へ投資することが重要であり、栄養に関し資金を提供する新たなパートナーを緊急に必要とし、官民及び国際機関により協同で開発された革新的・触媒的資金調達モデルを含む、全てのセクターによる行動を歓迎する。
　　我々は、2024年にフランスによって開催される次回N4Gサミットに対する期待を表明する

発信された Japan Nutrition

　今回、栄養サミットが日本で開催されたことの意義は大きい。理由は、我が国が栄養改善に成功し、長寿国家を維持しているからである。日本は戦後間もない時期の低栄養と高度経済成長を経て生じた過栄養の双方を経験し、そのどちらも栄養政策によって乗り越えてきた。

　明治維新以前の日本人の食事は質素で、人々は多様な栄養欠病症に悩まされていた。一部の裕福な武士や商人を除けば、塩分の多い野菜や小魚の料理を添えて、ご飯を大食する主食偏重の食事により、たんぱく質、脂質、ビタミン、ミネラルの不足状態にあった。このような低栄養に食塩の過剰摂取が重なり、高血圧、脳卒中、さらに胃がんの発症率は高く、抵抗力も弱かったので結核等の感染症の死亡率も高く、短命であった。

　その後の明治政府による「近代化」や「富国強兵」政策により、欧米から栄養学が導入され、徐々に栄養状態は改善されていったが、大正、昭和にわたる長い戦争により食料事情は悪化した。第二次世界大戦が終了する1945（昭和20）年頃は、国土は焼土化し、食料も資金もなく深刻な飢餓状態になった。その後、本格的な栄養改善が実施されることになる。

厚生労働省は、日本の栄養政策における重要な3つの要素として、①「食事」を中心とした栄養政策、②栄養専門職等「人材」の養成と全国への配置、③科学的な「エビデンス」に基づく政策プロセスを上げている。つまり、日本の栄養改善は、UHCの理念に沿って全ライフコースのほか、傷病者や被災者までをもカバーして展開されたのである。その際、高エネルギー・高脂肪の欧米食を一方的に取り入れるのではなく、自然を尊重し、四季折々の変化を楽しむ地域の食文化や食習慣を配慮しながら、科学的根拠に基づいた健康な食事を創造した。このことが可能になったのは、栄養の教育、指導を担う栄養の専門家が戦前から存在し、終戦直前に国家資格を有した栄養士として養成・制度化されていたからである。栄養士は、幼稚園、学校、病院、企業等の給食施設に配置され、健康な食事の提供と栄養指導を行った。また、政府は、栄養政策の基盤となる「食事摂取基準」の策定を行い、信頼性の高い国民健康・栄養調査を毎年行い、PDCAサイクルに基づいた健康・栄養政策を実施した。多くの管理栄養士たちが中央・地方行政機関に配属され、日本は、人々がどこで食事をしても健康な食事と栄養にアクセスできる社会を作ったのである。

　このような栄養政策と人材養成を中心とした日本の栄養（ジャパン・ニュートリション）を今回の栄養サミットで世界に発信し、日本栄養士会は、アジアを中心とした国々に栄養改善と栄養専門職の養成の支援をコミットメントした（表12–3）。

2) 世界から栄養不良がなくならない

栄養学の進歩と世界の飢餓人口

　国連は、「栄養のための行動10年（2016～2025年）」や「持続可能な開発目標（SDGs）」を策定した。さらにオリンピックイヤーに主催国は、「栄養サミット」を開催することが国際的に約束された。栄養への関心が高まり、今は、世界の栄養不良に終止符を打つ絶好の機会である。幸い

表12-3　日本栄養士会のコミットメント

　誰一人取り残すことなく、全ての人々が健康の増進、疾病の予防、治療、さらに機能回復に関するサービスを享受できる社会の創造に、栄養改善は不可欠である。また、栄養は、持続可能な開発目標：SDGs全体を底辺から支える役割を担っている。

　このような栄養改善の実践的リーダーが、管理栄養士・栄養士である。

　第二次世界大戦による飢餓状態の中で、日本の栄養士は誕生した。栄養士は、行政機関、児童福祉施設、学校、病院、高齢者・障害者施設等で栄養の指導を行い、全ての国民が、普段の生活の中で健康な食事と栄養教育にアクセスできる社会の創造に貢献してきた。

　日本栄養士会は、政府と連携し、管理栄養士・栄養士の育成と質の向上を図り、国民の栄養改善に貢献してきた。この経験を活かして国際的な栄養改善に貢献すべく、東京栄養サミット2021においてコミットメントを発表する。

　2022年から2030年を目標に、アジアを中心とした国々に、管理栄養士・栄養士等の教育、養成、さらに栄養士制度の創設や、持続可能な栄養改善の基盤を構築することを支援する。既に栄養士制度が存在する国には、研修、セミナー、留学等による人材のスキルアップの支援をして、栄養改善を促進し、世界の栄養不良の撲滅に貢献する。

にして、近年、栄養学の進歩にも目を見張るものがある。それは、ほぼ全ての栄養素が発見され、それらの栄養素を含有する食品もわかり、加工や調理方法も進化し、栄養素を直接摂取できる各種栄養サプリメントも開発されている。

　ところが栄養不良は解決されないし、減少もしない。

　国連機関（FAO、IFAD、UNICEF、WFP、WHO）による「世界の食料安全保障と栄養の現状（The State of Food Security and Nutrition in the World Report：SOFI）」の2023年版によると、2022年の世界の飢餓人口は6億9100万～7億8300万人と推定され、新型コロナウイルス感染症パンデミック前の水準をはるかに上回っている。この状況ではSDGの目標2（飢餓をゼロに）の達成は難しく、達成期限の2030年においても6億人近くが慢性的な栄養不足（飢餓）に陥っていくだろうと推

測している。

　なぜ、この地球上から飢餓と肥満がなくならないのだろうか？

飢餓と肥満の撲滅

　若い頃、食べすぎで困っているところから、食べられない人々のところへ、食べ物を運べば栄養問題は解決すると考えていた。ところが、そんな簡単なことではなく、食料を安定的かつ適正に供給できる状況をつくるのは至難の業なのである。その理由は、栄養や食料が持つ基本的な構造と特性に関係していると思っている。

　第一に、結局、飢餓と肥満を撲滅するためには、栄養の摂取量と消費量のバランスを維持し、欠乏にも過剰にもならないようにするのであるが、栄養素には約40種類存在し、これら全てを過不足なく摂取できるように日常の食事を調整することは、神業に近い作業になるからである。日常の食事は、多種多様な食品の組み合わせから成り立ち、さらに多種多様な調理と食べ方によって構成されている。しかも、それぞれの食品が生産されて口に入るまでには収穫、加工、流通、貯蔵、分配、消費という長い過程を経なければならない。最近では、このことをフードシステムと言っている。このフードシステムは、それぞれが関連性を持ちながら、例えば、内戦、戦争、気候変動、地震、貧困、差別、国際関係の緊張等により、影響を受け、一か所でも機能低下を起こすと、システム全体が狂い始め、食料の安定供給が困難になってくる。近年、食料安全保障の必要性が叫ばれているのはそのためである。

　さらに、食料の安全保障が確保できれば、栄養問題は解決できるかというと、そうではない。豊富な食料が山のように積まれても、それらを栄養の過不足が生じないように正しく選択し、誰でも適正な価格で購入でき、精神的に満足できる食事にしないと持続可能な栄養改善は成立しないからである。つまり、誰一人も取り残さず、人々を栄養の力で健康で幸福にするには、「食料安全保障」と「持続可能な栄養改善」の両方が必要になる。

3）産官学連携による Japan Nutrition

持続可能な栄養改善のカギ

　食料の総合的なシステムと持続可能な栄養改善を発展させるカギは、栄養教育と同時に健康づくりに貢献すべき食品の製造、販売、普及である。つまり、適正な農産物や水産物、さらに多種多様な加工食品である。実は、Japan Nutrition における食品メーカー・製薬企業の貢献は大きく、「産官学連携」で実施されたと言える。

　例えば、日本は白米の偏食により、たんぱく質、ビタミンA、B₁、カルシウム、鉄等の欠乏とナトリウムの過剰摂取に悩まされてきた。不足する栄養素に関しては、これらの栄養素を添加した栄養補助食品が開発され、食塩に関しては、みそ、しょうゆ、塩蔵食品等の減塩食品が研究、開発され、管理栄養士、栄養士は、これらの開発、普及、啓発を行った。

食品メーカー・製薬企業と栄養改善

　明治維新における食品産業の近代化の夜明けは、「貧しさ」からの脱却であり、人々を健康にすることを目標に、多くの創設者が新商品を開発した。いわば、今日叫ばれているSDGsの目標に掲げられている社会問題の解決のために起業したのである。例えば、味の素株式会社は、東京帝国大学の池田菊苗博士が昆布のだしから発見したうま味成分（グルタミン酸）を原材料とした調味料を開発し、貧窮した食事をおいしくする方法として普及させ、その後の研究により、うま味を加えた五原味へと発展させた。江崎グリコ株式会社は、創業者 江崎利一がカキの煮汁からグリコーゲンを採取して、それをキャラメルに入れ、ヤクルト本社は、創始者 代田稔博士が「国民の健康に寄与する」と「乳酸菌飲料」を普及させ、また、大塚製薬株式会社は、総合的栄養食品や食物繊維の補給に有効な食品を開発し、明治乳業株式会社、森永乳業株式会社、雪印乳業株式会社等の乳業メーカーは、不足傾向にあった良質のたんぱく質、ビタミン、ミネラルを補給する食品として牛乳・乳製品の普及に努めた。

日本ハム株式会社は、たんぱく質の可能性を広める商品開発を行い、武田薬品工業株式会社は、脚気予防のために白米にビタミンB₁を強化し、大正製薬株式会社は、ビタミン飲料を普及させた。日清オイリオグループ株式会社等の油脂メーカーは、当時、脂肪の摂取量が著しく低かった食事を改善するために食用油を普及させ、食事の洋風化に貢献した。さらに、カゴメ株式会社は、洋食に欠かせないケチャップを製造し、ハウス食品株式会社やエスビー食品株式会社(S&B)は、栄養価が高く、香りを楽しむ料理として英国海軍で採用されていたカレーを国内で製造する技術を開発した。また、株式会社伊藤園は、日本ならではの飲み物である緑茶を世界で初めてペットボトル飲料として発売した。このように、日本の食品産業には国民をより豊かで健康にしたいとする創業者の強い思いがあった。

　一方、日本では、地域で生産される食材と調理法を大切にし、郷土料理として継承した。栄養学という科学を基本にした栄養改善運動を進めながら、地域の自然と対立することなく、四季折々の変化を楽しみながら、おいしく便利な郷土料理を食文化として残したのである。つまり、Japan Nutrition は、「合理的な栄養学と伝統的な和食」、いわば「科学と文化」を融合させて産官学連携で実践したビッグプロジェクトであったと言える。

　ところで、日本政府は、従来の「科学技術基本法」を、2021年度から「科学技術・イノベーション基本法」へと変更させた。単に科学技術を発展させるだけではなく、その成果を実装させる研究を発展させ、最終的にはイノベーションを創造させることを目標にしたのである。今後、栄養不良を解決し、地球にも人間にもやさしく、全ての人々が健康で幸せな生活できる「栄養のイノベーション」を起こすことが必要である。

4)「緑の復興」と Japan Nutrition

　国際エネルギー機関 (IEA) は、COVID-19による都市封鎖や渡航規制

により、世界の温室効果ガス排出量が著しく減少したことを報告した。皮肉にも、COVID-19は、地球環境への負荷を軽減したのである。2020年4月、EU各国の環境大臣を中心に、コロナの復興計画として「グリーン・リカバリー」を提唱した。グリーン・リカバリーとは、COVID-19後の復興を、環境負荷の原因となる温室効果ガスの排出を抑制しながら、経済を発展させようとする計画である。

緑の復興計画の中で栄養、食事はどうあるべきか？

　FAOの報告書「Livestock's Long Shadow（家畜が落とす長い影）」によれば、温室効果ガス排出量は、輸送手段から13.5％、畜産業からは18％となり、特に肉食による環境負荷が大きいことを示した。家畜のえさや糞尿、さらにゲップにより温室効果ガスの排出量が増大するのである。2019年の1月、ランセットは、「人新世の食料：持続可能な食料システムによる健康な食事に関するEATランセット委員会」を発表し、肉類の消費を1日に14gにすべきだとした。この理念を基に提唱されているのが「Planetary Health Diet」であり、その内容は、プレートの半分が果物、野菜、ナッツで、残りの半分は全粒穀物、植物性たんぱく質、不飽和植物油、適度な量の肉と乳製品、および砂糖とでんぷん質野菜で構成されている（p.185参照）。

　日本の菅総理大臣も所信表明の中で「2050年までに、温室効果ガスの排出を全体としてゼロにする」と表明した。2019年2月、日本の国立地球環境戦略研究機関等は「1.5-Degree Lifestyles：Targets and options for reducing lifestyle carbon footprints」を発表した。日本人が平均的な生活で排出する1年間の温室効果ガス総量は、1人当たり7.6トン。そのうち、電気などの住居関連が2.4トン、自動車などの移動が1.6トン、そして食事が1.4トンである。食事の中で、肉類と乳・乳製品を合わせた畜産由来の排出量は0.5トンになり、この値は、日本人が生活全般で排出する量の6.6％である。この値はFAOが発表した世界の平均値14.5％の半分以下となる。

図12-1　G20諸国の食品消費パターンによる 1人当たり温室効果ガス排出量

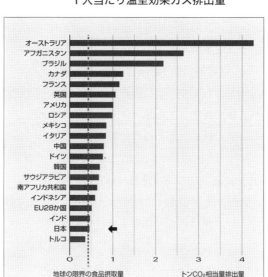

資料) The EAT-*Lancet* commission. EAT Diets for a Better Future: Rebooting and Reimagining Healthy and Sustainable Food Systems in the G20.

　つまり、日本人は、たんぱく質を魚介類や大豆製品から摂取し、肉類、牛乳・乳製品等の家畜類の消費量が本来少ないので、欧米のように家畜類を極端に制限する必要はない。EATランセット委員会は、先進20か国の食事を環境負荷の観点から分析した結果、日本が下から二番目であり、委員会が理想とするPlanetary Health Dietと変わらないことを報告している（図12-1）。

5）「Japan Nutrition Action 2021-2030」活動開始

　「東京栄養サミット2021」において、岸田内閣総理大臣は、今後3年間で3000億円（28億ドル）以上の栄養に関する支援を行い「栄養の力で

人々を健康に、幸せにする」という筆者の言葉を引用し、「日本は、この思いを世界に広げます」と挨拶をした。日本栄養士会も、栄養改善の専門職の教育・養成と、栄養士制度の創設や持続可能な栄養改善の基盤を構築する支援をコミットメントした。2023年5月に開催された「G7広島サミット」の「首脳宣言」に、「栄養は、人間中心のアプローチの観点から基本的なものであり、学校給食等を介した健康的な食事へのアクセスの改善が重要であることを強調する」と明記された。

このような成果を踏まえて、日本栄養士会はコミットメントを実現させるために「Japan Nutrition Action 2021-2030」の活動を開始した。

1. アジア栄養士会議　2022年8月19〜21日

第8回アジア栄養士会議 (The 8th Asian Congress of Dietetics：ACD2022) をパシフィコ横浜で開催した。コロナ禍により、国内外の学術集会等がオンラインで開催される中、感染対策を実施しながら最初の大規模な会議を主催した。この会議を担っているアジア栄養士連盟 (Asian Federation of Dietetic Associations：AFDA) の加盟国は台湾、香港、インド、インドネシア、韓国、マレーシア、フィリピン、パキスタン、シンガポール、タイ、オーストラリア、そして日本の12の国々と地域である。今回のテーマは「明るいアジアの未来のために持続可能な健康社会の実現を目指して―現代の課題解決のために、混乱する栄養情報への対応―」。17の国や地域の栄養士や栄養学者等、1,137人が一堂に会し、23の講演・シンポジウム・ワークショップ、さらに272の一般演題の発表があった。演題発表において、13人が若手優秀発表賞を受賞した (写真34)。これからの実践栄養学を担っていくアジアの若者たちである。

筆者は、基調講演「Japan Nutrition」を行い、次のような趣旨の話をした。

アジア地域は、世界で最も広大な面積を持ち、最も人口が多く、経済成長率も高く、政治的にも、最もホットなところである。アジアの国々では、急速な経済発展が進み、富裕層には肥満、糖尿病が増大する一方

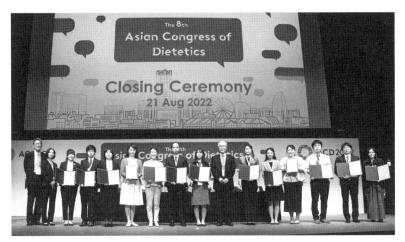

写真34　若手優秀発表賞を受賞した13人

で、経済格差が膨張し、貧困層には食料不足による飢餓や低栄養が残存する。しかし、多くの国々には、栄養改善のリーダーとなる管理栄養士、栄養士が存在しないか、存在しても専門性が発揮できない状況にある。

　本会議で、著者がAFDA会長に承認され、今後、引き続き難解なアジアの栄養問題の解決へ貢献することになった。

2．インドネシア　2023年1月25日

　アジア開発銀行の主催により、グラン メリア ジャカルタにて、講演会「インドネシアにおける子どもと青年期の栄養」が開催された。その中でオンラインにて「Japan Nutrition、学校給食と栄養士の歴史」を講演し、地元の関係者と栄養改善の対策について検討した。

3．タイ　2023年1月23〜25日

　1月23日、マヒドン大学栄養研究所主催による講演会「長寿のための健康食—何を、なぜ、どのように—」が開催され、その中で、「なぜ、日本人は長寿なのか？」を講演し、研究所のスタッフやタイ栄養士会の役員、会員との意見交換をし、今後、継続的に連携していくことを約束した。

　24日と25日、「プリンス・マヒドン国際保健会議（PMAC）年次総会」が「気候変動、環境、生物多様性の連携で新しい健康アジェンダを設定

する」をテーマに開催された。その中で、日本リザルツ主催、日本栄養士会共催の基に、セッション「東京栄養サミットにおいて世界に発信された"Japan Nutrition"の理念をアジア・世界へ」を開催した。

4. ラオス　2023年5月7〜11日

　「ラオ日栄養改善プロジェクト」を進めるために、包括的な連携協定を結ぶ準備のためにラオスに調査団を派遣した。日本栄養士会、神奈川県立保健福祉大学、KODAMA国際教育財団が参加した。①ラオス国立栄養センター、②ラオス保健科学大学、③保健省、④教育スポーツ省、⑤在ラオス日本国大使館間、⑥ラオ日友好校、⑦ラオス国家建設戦線を表敬して意見交換を行った。ラオスでは、栄養問題が深刻で栄養政策は国家としての急務であり、ラオスの行政、教育、研究のそれぞれの機関が日本の支援を強く望んでいた。今後、定期的に連絡をとることにした。

5. 中国　2023年9月19日

　「第1回日中健康栄養交流会」を日中健康科学会、在上海日本国総領事館、日本栄養士会主催により上海で開催した。赤松秀一 在上海日本国総領事・大使も参加し、19社の日系企業が協賛して、約350人の栄養関係者や市民が集まり、「『Japan Nutirion』による人類の健康及び世界の平和への貢献」の講演とグループ討議を行った。

6. マラウイ　2023年9月23〜29日

　公益財団法人味の素ファンデーションによる「食と栄養」国際支援助成（AIN PROGRAM）の支援先であるNPO法人カラーバス（Colorbath）の現地視察のために、アフリカ・マラウイ共和国のムジンバ県を訪問した。視察は、①マニャムラヘルスセンター(写真35)で、妊産婦への栄養指導、調理実習の視察、妊婦へのインタビュー、②マニャムラコミュニティにて、住民へのインタビュー、家庭での離乳食調理の視察、③ムジンバ県立病院県栄養科でのミーティング、小児科救命センター・栄養失調病棟の研修、④県の栄養専門官と会議、⑤リロングウェ大学栄養学科の教授陣とマラウス及びアフリカにおけるこれからの栄養政策に関して意見交換を行い、日本とアフリカ諸国との連携を強く求められた。

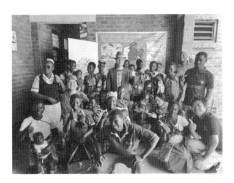

写真35　マラウイのマニャムラヘルスセンター

7. フランス　2023年10月10〜16日

　日本リザルツの白須紀子理事長等とともに「パリ栄養サミット2024」を後押しするために、①在フランス日本大使館、②OECD（経済協力開発機構）、③パリ日本文化会館、④NGO Global Health Advocates、⑤JETRO（日本貿易振興機構）、⑥The Consumer Goods Forum等を訪問して意見を交換した。

8. ベトナム　2023年10月18〜20日

　日越外交関係50周年事業のひとつとして、「ベトナム栄養関連制度創設プロジェクト」（VINEP）のワークショップが開催された。VINEPは、ベトナムの栄養課題に対し、正しい栄養知識を国民に提供できる最適な人材（管理栄養士）を養成し、栄養制度を確立するためのプロジェクトで、今回「臨床栄養の能力開発」「学校栄養システムの能力開発」について、ワークショップを行った。

　ベトナムでは、管理栄養士過程が9校に増大して、卒業生も増えてきているが、統一国家試験による管理栄養士資格には至っておらず、病院での役割分担が不明確で未だ病院給食制度も確立されていない。病院、日本国大使館、保健省予防医局を訪問して意見交換を行い、管理栄養士制度を進展させるために議論を行った。

6) 改めて Japan Nutrition を世界に発信する意義を確認

　この1年、世界中の多くのキーパーソンと面談し、議論し、討論し、そして改めて思った。

　「Japan Nutrition は、必ず、世界に貢献できる」と。

　世界の国々は、同じように飢餓と肥満が共存する栄養不良の二重負荷で苦しんでいる。アフリカでは微量栄養素欠乏も含めた三重負荷と言われている。しかも、栄養不良を放置していると健康や病気のみならず、福祉、教育、労働、経済、差別、ジェンダー、環境等に影響を与え、全てのことが砂上の楼閣のごとく崩壊する。残念なことに、未だ多くの人々が、そのことに気づいていない。一部の指導者を除いて、世界の多くのリーダーは、社交辞令として「栄養は大切です」と言うが、どのくらい真剣に考えているか疑問である。その理由は、いつまで経っても世界から飢餓と肥満がなくならず、栄養問題が解決していかないからである。

　それは、栄養問題に取り組むことより、経済を発展させること、最先端技術を開発すること、戦争の準備をすること、そして、人的交流を図ること等の方が、優先順位が高いと思っているからである。しかし、もう一度、考えてみてほしい。これらを実現させるには、まずは、人々の栄養状態、健康状態を良好にすることが必要である。昔から、我が国には「衣食足りて礼節を知る」という言葉がある。食が満たされて栄養が良くなれば、人々は、健全に物事が考えられ、礼儀正しく立ち振る舞うことができるようになるのである。

参考文献 —————————————————————

1) 外務省. 東京栄養サミット 2021　https://www.mofa.go.jp/mofaj/ic/ghp/page25_002043.html（参照2024-2-16）

2) 厚生労働省. 誰一人取り残さない日本の栄養政策—持続可能な社会の実現のために—　https://www.mhlw.go.jp/nutrition_policy/（参照2024-2-16）

3) FAO, IFAD, UNICEF, WFP and WHO, 2023. The State of Food Security and Nutrition in the World 2023. Urbanization, agrifood systems transformation and healthy diets across the rural–urban continuum. Rome, FAO　https://doi.org/10.4060/cc3017en（参照2024-2-16）

4) 2014年世界栄養報告. Global Nutrition Report2014, International Food Policy Research Institute 2014

5) 2018年世界栄養報告. Global Nutrition Report2018, International Food Policy Research Institute 2018

6) Belanger MJ, Hill MA, Angelidi AM, *et al*. Covid-19 and Disparities in Nutrition and Obesity. DOI:10.1056/NEJM2021264, 2020

7) FAO. Livestock1's Long Shadow environmental issues and options, 2006

8) Willet W, Rockstrom J, Loken B, *et al*. Food in the Anthropocene: the EAT-*Lancet* Commission on healthy diets from sustainable food systems, *Lancet*, Published online January 16, 2019

http://dx.doi.org/10.1016/S0140-6736(18)31788-4

9) World Health Organization, Food and Agriculture Organization of the United Nations. WHO, Sustainable Healthy Diets Guiding：Principles, 2019

10) 国立地球環境戦略研究機関等報告書. 1.5-Degree Lifestyles: Targets and Options for Reducing Lifestyle Carbon Footprints, 2019

11) FAO. Tackling Climate Change Through Livestock- A global assessment of emissions and mitigation opportunities, 2013

12) The EAT-*Lancet* Commission. Diets for a Better Future: Rebooting and Reimagining Healthy and Sustainable Food Systems in the G20

執筆を終えて

　この本を本格的に書き始めたのは、2019年の年末からである。中国で奇妙な感染症のうわさが立ち始めていた頃であった。年が明けた1月15日　中国武漢で新型コロナウイルス（COVID-19）の感染者が発見され、感染は瞬く間に世界に拡大し、3月11日 WHOがパンデミックを宣言した。4月7日 我が国にも緊急事態宣言が発せられ、外出が制限され、経済、教育、文化、芸術、娯楽等、全ての活動が停止し、町からは人々が消えた。COVID-19が厄介なのは、感染力が強い以外に、人間関係を希薄にする副作用を持っていた。人に会えない、人の温かみが感じられない、今まで私たちが体験したことがない家庭というカギのない牢獄に閉じ込められたのである。

　このような状況の中で、「人間栄養学とは何か」を考え続けた。栄養の歴史、研究、教育、政策、実践、さらに社会・環境との関係を、自分の体験を基にしながら考察していった。終焉に近づき、結局、人間栄養学とは、「人間のための栄養学」と「人間としての栄養学」の両面があることに気がついた。人間のための栄養学とは、対象となる人間を単に遺伝子、細胞、臓器、組織、そして人体（Human Body）として見るだけではなく、心、精神、人権、教養、文化、経済、さらに国家や環境も含めた人間（Human Being）として捉え、人々が快適に健康寿命を延伸できる栄養である。一方、人間としての栄養学とは、人間が持つ理念、倫理、正義に基づいた栄養学の研究と実践だと言える。栄養学は、人々に健康と幸福をもたらすが、商売や為政者に何度も利用され、時には悪用された。ドイツのヒットラーは、丈夫な国民を作るために栄養価計算をして献立を作る方法を生み出し、栄養価の高い料理（アイントポス）を食べることを国民に勧める一方で、栄養欠乏が起きる食料支援を意図的に行い、ユダヤ人を大量殺害したこともある。人間としての栄養学ではない。

　原稿を書き終えた5月25日 安倍総理は緊急事態の終結を宣言した。日常生活が徐々に復活し、多くの有識者が新たな価値観による新時代を構築する必要性を訴え始めている。また、日本では、欧米諸国と比べて死亡者が極度に少ないことが話題になり、WHOも日本モデルの謎を解明したいと言っている。私には、まだ確かではないが、謎が解け始めている。それは、日本には貧困による栄養欠乏や重症化と死亡の誘因となる肥満が少ないことである。つまり、Japan Nutritionにより、栄養状態、健康状態が良好であったがゆえに、新型のウイルスとも戦うことができたと考えている。この続きは、次に持ち越し、さらにダイナミックで、ワクワクするような栄養学をお伝えしたい。

●栄養年表

和暦	西暦	日本での出来事	欧米での出来事	著者
慶長元-慶安3	1596-1650		ルネ・デカルト（独） 人体を自然科学の対象とする	
寛保3-寛政6	1743-1794		アントワーヌ・ラボアジェ（仏） 人間が食物から生命のエネルギーを獲得していることを証明	
延享4	1747		ジェームズ・リンド（英） 柑橘類を水夫に与えて壊血病治療	
安政6	1859	ジェームズ・ヘボン（米） 横浜に診療所を開設		
慶応2	1866		カール・フォイト（独） 大型熱量計でヒトのエネルギー消費量を測定	
明治元	1868	明治維新	「動物の栄養について」著す	
3	1870		ジャン・デュマ（仏） 世界初の人工ミルク作成	
4	1871	テオドール・ホフマン（独） 内科学軍医。栄養学を日本に紹介		
5	1872	群馬県富岡製糸場で300人の給食開始		
15	1882	海軍練習船「龍驤」乗組員371人中160人脚気発症, 死者25人		
16	1883		マックス・ルブナー（独） エネルギー代謝量が体表面積に比例することを報告	
17	1884	高木兼寛 脚気予防のために兵食に麦を混入		
19	1886	森林太郎 「日本兵食論」著す		
22	1889	山形県忠愛小学校で給食開始		

和暦	西暦	日本での出来事	欧米での出来事	著者
23	1890		クリスティアーン・エイクマン（蘭） 脚気症状の鶏に米ぬかを与えて治療	
27	1894	日清戦争勃発		
28	1895	**森林太郎** 「日本兵食論大意」執筆		
35	1902		**マックス・ルブナー**（独） 炭水化物, 脂質, たんぱく質による生理的燃焼量を査定	
43	1910	**鈴木梅太郎** 米ぬか中にオリザニンを発見		
大正元	1912		**カシミール・フンク**（波） 米ぬかから有効成分を結晶化し, ビタミンと命名	
2	1913	陸軍兵食も白米7：麦3に改正		
3	1914	**佐伯矩** 栄養研究所を開設		
7	1918	「栄養」に統一を建言		
9	1920	内務省国立栄養研究所の設置		
13	1924	臨時脚気病調査会, 脚気はビタミン欠乏を主因として起こると結論		
		慶應大学医学部 食養研究所創設		
		佐伯栄養学校開設		
15	1926	佐伯栄養学校第1回卒業生「栄養手」15人誕生		
昭和9	1934	「栄養士会誌」創刊.「栄養学会」日本医学会第13分科会として認定		
12	1937		**ハンス・クレブス**（独） 糖質からエネルギーが産生するTCAサイクルを発見	

和暦	西暦	日本での出来事	欧米での出来事	著者
13	1938	国立栄養研究所に付属栄養療院開設. 同研究所は内務省から厚生省所管へ		
20	1945	終戦. 栄養士規則公布／大日本栄養士会創設. 大日本栄養士会設立		
21	1946	**ハウ大佐着任** 国民栄養調査開始 GHQララ物資について覚書, 第1回日本栄養士会開催（宝塚劇場） 経済安定本部「国民食糧及び栄養対策審議会」設置, 厚生省公衆保健局に栄養課新設		
22	1947	学校給食制度開始 「栄養士法」制定により栄養士の定義・業務の法制化,「保健所法」制定により公衆栄養業務を行う栄養士の配置		
23	1948	米軍より日本の病院は中世期と評価,「医療法」公布により100床以上の病院で栄養士1人配置		山口県下松市花岡にて誕生
24	1949	第1回栄養士国家試験		
25	1950	病院の完全給食制度発足		
26	1951	「栄養士法」廃止阻止運動勝利		
27	1952	「栄養改善法」公布		
28	1953		**ジェームズ・ワトソン**（米）, **フランシス・クリック**（英） DNA二重らせん構造の解明	
29	1954	「学校給食法」公布 日本栄養改善学会設立		
33	1958	日本栄養士会機関紙「栄養日本」創刊, 完全給食制度は基準給食制度に改変		
34	1959	社団法人日本栄養士会設立		

和暦	西暦	日本での出来事	欧米での出来事	著者
36	1961	国民皆保険制度開始		
37	1962	管理栄養士制度創設		
		国立徳島大学医学部栄養学科誕生		
40	1965		**ウィルバー・オリン・アトウォーター**(米) 4・9・4の係数を発表	
42	1967			法静寺にて「予防医学」の話を聞く
43	1968			徳島大学医学部に入学
45	1970	完全静脈栄養研究会設立	アポロ13号乗員, 宇宙食を摂取しながら月面着陸後帰還	
46	1971	日本栄養士会「病態栄養技術講習会」開始		新宿で新居裕久医院長と会う
47	1972			徳島大学卒業
				新宿医院
48	1973		ボストンシティ病院に最初のNST設立	
50	1975		アメリカ静脈経腸栄養学会(ASPEN)設立	聖マリアンナ医科大学病院栄養部勤務
52	1977			細谷憲政教授とソウルで会う
53	1978	管理栄養士の栄養食事指導が診療報酬加算		東京大学医学部研修生
55	1980	日本臨床栄養学会設立	ブラジルサンパウロで国際栄養士会議(ICD)開催	ICDの日本誘致を考え始める
56	1981	日本臨床栄養協会設立		
57	1982	栄養士免許制度廃止反対運動の推進		
58	1983			NHKおはよう広場「再点検!あなたのダイエット作戦」に出演
60	1985	管理栄養士国家試験制度の創設		東京大学から医学博士授与
		日本静脈・経腸栄養研究会発足		

和暦	西暦	日本での出来事	欧米での出来事	著者
62	1987	日本栄養士会「生涯学習制度」創設		
		聖マリアンナ医科大学横浜市西部病院開設		
63	1988	ICD日本誘致は1票差でフィリピンに敗退	パリでICD総会	
平成3	1991		アジア栄養士連盟創設	
6	1994	入院時食事療養制度の新設		聖マリアンナ医科大学横浜市西部病院へ
		臨床栄養師制度に関する検討会		
9	1997	地域保健法施行		
		細谷憲政 厚生労働省「21世紀における管理栄養士等のあり方検討会」の座長へ		
10	1998	日本静脈経腸栄養学会（JSPEN）発足		
11	1999			聖マリアンナ医科大学病院栄養部長
				厚生大臣表彰
12	2000	「栄養士法」一部改正, 管理栄養士は登録から免許制へ	エジンバラでICD開催	ICD日本誘致でオーストラリアに圧勝
14	2002	「栄養改善法」が「健康増進法」となる		
15	2003			神奈川県立保健福祉大学教授・学科長
16	2004		シカゴで第14回ICD開催（米英共同）	悪性リンパ腫の診断
				日本栄養士会会長（平成24年6月まで）
				次期開催国の挨拶及び小泉首相ビデオメッセージ
17	2005	栄養教諭誕生, 栄養マネジメント加算が診療報酬算定		日本栄養改善学会学会賞
18	2006	「食育基本法」公布		

和暦	西暦	日本での出来事	欧米での出来事	著者
20	2008	栄養管理が診療報酬加算，「栄養日本」が「日本栄養士会雑誌」となる，特定健診・特定保健指導開始，栄養ケア・ステーション開設		第15回ICD横浜で開催
21	2009	厚生労働省，チーム医療の推進に関する検討会設置		文部科学大臣表彰
				日本政府観光局より「国際会議誘致・開催貢献賞」受賞
22	2010	厚生労働省局長通知，医療スタッフの協働・連携によるチーム医療の推進について		日野原重明賞（健康予防科学賞）
		栄養サポートチームが診療報酬加算		食文化・食育功労賞
23	2011	東日本大震災発生，JDA-DAT設立		神奈川県立保健福祉大学学長就任
24	2012	公益社団法人日本栄養士会設立，栄養管理実施加算廃止・入院基本料算定要件に包括化	シドニーで第16回ICD開催	
25	2013	ハノイ医科大学，ベトナム国立栄養研究所，神奈川県立保健福祉大学，十文字学園女子大学，日本栄養士会の5者協定		ハノイで管理栄養士過程の創設に関する5者協定
26	2014	日本栄養士会「生涯学習制度」が「生涯教育制度」となる		ハノイ医科大学客員教授
27	2015		ニューヨークで国連 持続可能な開発サミット開催	日本静脈経腸栄養学会武藤輝一賞
				日本臨床栄養学会臨床栄養社会活動賞
28	2016	栄養の日（8月4日），栄養週間（8月1〜7日）の設定		Nature に活動が掲載
29	2017			JICAの事業でカンボジアへ視察と講演
				日本病院会表彰状
30	2018	認定栄養ケア・ステーション制度開始，平成30年度診療報酬・介護報酬同時改定，栄養情報の提供が評価		日本栄養士会代表理事・会長

和暦	西暦	日本での出来事	欧米での出来事	著者
令和元	2019			各種の皇室行事に参加
2	2020			未来のいしずえ賞 保健福祉部門
3	2021	東京オリンピック・パラリンピック開催 「東京栄養サミット2021」開催		
4	2022	厚生労働省「健康的で持続可能な食環境戦略イニシアチブ」設立 G7サミット 発展途上国への食料支援の首脳声明		第8回アジア栄養士会議で基調講演「Japan Nutrition」
5	2023	厚生労働省「医療機能情報提供制度における医療従事者の人員配置の報告」で職種に管理栄養士・栄養士を追加	FAO,IFAD,UNICEF,WFP,WHO「世界の食料安全保障と栄養の現状」公表	インドネシアで講演「Japan Nutrition、学校給食と栄養士の歴史」
		厚生労働省「東京栄養サミット2021を踏まえた日本の栄養改善の取組の進捗に関する年次報告」公表		タイで講演「なぜ、日本人は長寿なのか?」
				ラオスで意見交換
				食の新潟国際賞財団「第7回食の新潟国際賞」大賞受賞
		厚生労働省「誰一人、どの地域も取り残さない日本の栄養改善政策」オンラインセミナー開催		中国(上海)で講演「『Japan Nutrition』による人類の健康及び世界の平和への貢献」
		厚生労働省「健康的で持続可能な食環境戦略イニシアチブ」推進に向けた講演		マラウイを視察・意見交換
				「パリ栄養サミット2024」の後押しのために関係施設を訪問
				ベトナムでワークショップ「栄養の人材養成と学校給食」で意見交換
				タイのプリンス・マヒドン国際保健会議(PMAC)で講義「Japan Nutirionと人材養成」
6	2024	能登半島地震発生、JDA-DAT支援活動 公益社団法人日本栄養士会に災害支援本部設立		

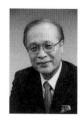

【著者紹介】

中村 丁次（なかむら ていじ）

1948年生まれ。徳島大学医学部栄養学科卒業、新宿医院で臨床の実践、東京大学医学部で医学博士取得、聖マリアンナ医科大学病院栄養部長・内科学講師、内科客員教授を経て神奈川県立保健福祉大学教授・栄養学科長、2011年より学長。公益社団法人日本栄養士会会長2023年 神奈川県立保健福祉大学名誉学長、公益社団法人日本栄養士会代表理事会長

臨床栄養学者中村丁次が紐解くジャパン・ニュートリション
─日本の栄養の過去・現在，さらに未来に向けて─

令和2（2020）年8月20日　　初版第1刷発行
令和6（2024）年4月1 日　　3版第1刷発行

著者　　　中村　丁次
発行者　　井上　由香
発行所　　第一出版株式会社
　　　　　〒105-0004
　　　　　東京都港区新橋5-13-5　新橋MCVビル7階
　　　　　電話（03）5473-3100
　　　　　FAX（03）5473-3166
印刷・製本　株式会社平河工業社

ISBN978-4-8041-1479-8 C1047
©Teiji Nakamura, 2024

https://daiichi-shuppan.co.jp
上記の弊社ホームページにアクセスしてください。

＊訂正・正誤等の追加情報をご覧いただけます。　＊書籍の内容，お気づきの点，出版案内等に関するお問い合わせは「ご意見・お問い合わせ」専用フォームよりご送信ください。　＊書籍のご注文も承ります。　＊書籍のデザイン，価格等は，予告なく変更される場合がございます。ご了承ください。